中国卒中学会推荐用书

脑出血诊疗手册

Handbook for Diagnosis and Management of Intracerebral Hemorrhage

主　审　王拥军
主　编　秦海强

北京大学医学出版社

NAOCHUXUE ZHENLIAO SHOUCE

图书在版编目（CIP）数据

脑出血诊疗手册/秦海强主编. —北京：北京大学医学出版社，2019.8

ISBN 978-7-5659-2019-6

Ⅰ. ①脑… Ⅱ. ①秦… Ⅲ. ①脑出血—诊疗—手册 Ⅳ. ①R743.34-62

中国版本图书馆 CIP 数据核字（2019）第 163523 号

脑出血诊疗手册

主　　编：秦海强
出版发行：北京大学医学出版社
地　　址：(100191) 北京市海淀区学院路 38 号 北京大学医学部院内
电　　话：发行部 010-82802230；图书邮购 010-82802495
网　　址：http://www.pumpress.com.cn
E - mail：booksale@bjmu.edu.cn
印　　刷：北京信彩瑞禾印刷厂
经　　销：新华书店
责任编辑：畅晓燕　**责任校对**：靳新强　**责任印制**：李　啸
开　　本：889 mm×1194 mm　1/32　**印张**：7.75　**字数**：185 千字
版　　次：2019 年 8 月第 1 版　2019 年 8 月第 1 次印刷
书　　号：ISBN 978-7-5659-2019-6
定　　价：40.00 元

编　　委

（按姓名汉语拼音排序）

陈绪珠（首都医科大学附属北京天坛医院）
程尉新（慈林医院）
丁　晶（复旦大学附属中山医院）
杜万良（首都医科大学附属北京天坛医院）
范玉华（中山大学附属第一医院）
李淑娟（首都医科大学附属北京朝阳医院）
林　毅（福建医科大学附属第一医院）
马程程（首都医科大学附属北京天坛医院）
马青峰（首都医科大学宣武医院）
秦海强（首都医科大学附属北京天坛医院）
孙　欣（吉林大学第一医院）
王德任（四川大学华西医院）
巫嘉陵（天津市环湖医院）
吴　伟（山东大学齐鲁医院）
许利刚（南京医科大学附属脑科医院）
杨　宝（首都医科大学附属北京天坛医院）
张志勇（中日友好医院）

序

中国脑出血的防治工作依然严峻，根据《全球疾病负担》的统计，我国 2017 年新发脑出血患者约 116 万，因脑出血死亡人数约 85 万。在中国，脑出血患者数占所有脑卒中患者的 17%，这一比例明显高于西方国家约 10% 的比例，这也是我国与西方国家脑卒中患病的重要区别。合理诊治和预防脑出血再发，是我国神经科医师面临的重要工作之一。

目前我国很多地区已经建立了卒中中心，卒中中心是以神经科为主体的前提下多学科组合的医疗诊治体系，涵盖了药物治疗、手术治疗、肢体康复、语言训练、心理康复、健康教育等多方面。在这一体系内，需要对脑出血各个治疗方案的利弊非常熟悉，才能在诊治急重症患者时面对复杂的问题仍镇定自若。例如，对于症状轻重不一、血肿大小和部位不同的脑出血患者，哪些患者适合手术治疗；脑出血的病因多种多样，如何查找及治疗病因；脑出血患者常常合并有心肌梗死、脑梗死等，什么情况下启动抗栓治疗？这些都是临床医生经常面临的问题，处理每个患者都要小心谨慎，在指南的推荐下进行个体化决策，这就需要临床神经科医师有扎实的基本功和丰富的临床经验。

脑出血的防治主战场在各个地区的卒中中心，脑出血是临床急症，就地迅速诊断和处理十分重要。依靠增加大型医院的床位去应对日益增加的脑出血患者显然非可行之策，我们不仅要求各大城市建立规范化运行的卒中中心，在各市、县等也要建立规范化运行的卒中中心，让各级医院的神经科医生都掌握脑出血的救治方法，使脑出血患者在不同地区、不同医院享受同质化的医疗救治服务。在我国由于多方面原因，基层医院医师在学习和掌握新知识方面面临着更大的挑战，虽然目前通过网络可以快速查阅相关知识，但是网络搜索到的信息多是零散甚至碎片化的信息，并不能取代传统的专业书籍，二者应相辅相成、互为补充。

以往的脑出血诊疗书籍多针对学科前沿方向或高校教育编写，缺少针对基层医院的、简单实用的脑出血诊疗常规手册。此书目的就在于为广大基层医院的医务工作者提供简单、可读性强的诊疗常规，从病因和发病机制、急诊处理、影像学判读、急性期内外科治疗、康复及预后评价等方面进行详尽系统的阐述，希望可对基层医院从事脑出血诊疗的医师提供切实的帮助。

王拥军

前　言

在《急性缺血性脑卒中早期诊疗手册》出版后，由于其知识覆盖面广、知识理念新、临床操作实用，受到了广大读者的好评。在读者的鼓励下，我们开始着手编写有关脑出血诊疗的书籍。

脑出血占脑卒中的10%～20%，病情通常较缺血性脑卒中严重，死亡率和致残率更高，约50%的患者在脑出血后1年内死亡，存活患者约2/3遗留有中或重度残疾。因此，降低脑出血的死亡率和致残率，是神经科医生孜孜以求的目标。

在大多数医生关注缺血性脑卒中诊疗进展的同时，过去十余年来对脑出血的认识也得到了长足的进步，把脑出血的诊治推向了一个更高的水平。例如，脑出血的病因不仅仅限于高血压，利用SMASH-U分型方法更有助于寻找脑出血的病因。再如，脑血肿的扩大严重影响患者的预后，如何识别血肿扩大一直是神经科医生关注的焦点，在影像学诊断中，我们提供了CT影像学上的点征、混杂征、黑洞征、渗漏征、岛征，来帮助我们识别哪些患者更易出现血肿扩大。在治疗方面，本书尽可能全面地涵盖脑出血治疗的各个方面，包括一般治疗、血压管理、止血药物、抗栓药物重启、脑保护药物以及手术治疗等，尤其对一些焦点问题，进行了比较深度的分析，例如降压的幅度、抗栓药物重启、手术方案的制订等，让读者能够更深层次地理解每种方案的利弊，在临床上应用时能够得心应手。合理的康复治疗可以明显减少脑出血的后遗症，本书针对脑出血的康复进行了详细讲解。另外，针对脑出血的预后评估和脑出血复发预防，书中也进行了阐述。总之，本书力图对脑出血从病因、发病机制到诊断、治疗和康复等进行全面的讲解，解答临床上的困惑。

本书继续发挥《急性缺血性脑卒中早期诊疗手册》的优势，汇集了国内外知名医院的专家，并尽量在国内具有代表性。来自北京、上海、天津、广州、成都、长春、南京、福州、济南的专家组成了编写组。感谢这些作者的辛勤劳动，他们在繁忙的临床工作之余还花费大量时间回顾了现有的国内外研究结果，贡献了有思想、有内涵、有深度的书稿，平衡了理论与实践的关系，旨在为临床医生提供既代表当今世界前沿水平、又切实可行的建议。

脑出血的研究从基础到临床包含了大量的内容，在整理如此巨大的信息时，难免有疏漏，书中也难免存在瑕疵，敬请读者不吝赐教和指正。但此书对脑出血的病因、发病机制、诊断、治疗、康复和预防复发等都进行了深度解析，并提供了可操作性的建议，相信能为读者的临床诊疗工作提供一定的帮助！

秦海强

目　　录

第一章　脑出血病因与发病机制

一、概述

脑血管病具有高致死率、高致残率、高复发率等特点，严重威胁人类健康。全球每年约有 1370 万人发生脑卒中，其中约 200 万为脑出血，约占所有新发脑卒中的 15%，年发病率为 24.6/10 万[1-3]。在我国，脑出血年发病率为（54.5～73.4)/10 万，远高于西方发达国家。

尽管高血压是脑出血最常见的病因，但实际上脑出血的病因有很多，不同病因脑出血有不同的发病机制。明确脑出血病因，有助于临床更好地管理患者，针对不同病因与发病机制选择最适宜的诊治措施和预防策略，从而改善脑出血的预后和预防再发。同时，明确脑出血病因对于进一步规范脑出血临床观察性研究和临床试验的入排标准也有着重要的指导意义。目前对于脑出血的病因分类主要有以下 4 种[4]。

1. 原发性脑出血与继发性脑出血

有学者认为脑出血可分为原发性与继发性，前者占比为 80%～85%，后者占比为 15%～20%[5-6]。超过 50%的原发性脑出血与高血压有关，30%与脑淀粉样血管病有关。继发性脑出血可由动脉瘤、动静脉畸形、口服抗凝药治疗、抗血小板治疗、凝血障碍、肝硬化、肿瘤、创伤、血管炎、Moyamoya 病、脑静脉窦血栓、子痫或脑子宫内膜异位症引起[5]。该分类方法曾经是临床最普及的病因分类方法。

2. 高血压性与非高血压性脑出血

高血压性脑出血是指由慢性高血压引起的小血管病变破裂所致的脑出血；非高血压性脑出血则包含各种非高血压病因引起的脑出血，如脑淀粉样血管病、血管畸形、动脉瘤破裂、药物相关、颅内肿瘤、颅内静脉窦血栓形成以及血管炎等引起的脑出血。

3. SMASH-U 分类

Meretoj 等[7]于 2012 年提出了 SMASH-U（Structural lesion，Medication，Amyloid angiopathy，Systemic/other disease，Hypertension，Undetermined）脑出血病因分类方法，主要将脑出血分为下述 6 类。①血管结构病变：影像学或者病理学证实出血部位存在动静脉畸形、海绵状血管瘤等；②药物使用相关脑出血：发病前 3 天内使用过华法林［且国际标准化比值（INR）≥2.0］或全剂量肝素，或非缺血性脑卒中患者（因其他疾病）接收过静脉溶栓治疗；③脑淀粉样血管病：位于脑叶、皮质或皮质下的脑出血，年龄≥55 岁，且排除其他病因；④系统性或其他疾病：由全身性或其他明确病因引起的脑出血，不包括抗凝相关脑出血、高血压性脑出血或脑淀粉样血管病所致的脑出血；⑤高血压：深部或幕下脑出血，且此次发病前有高血压病史；⑥不明原因型脑出血。

4. 其他分类

Steiner 等[8]于 2011 年根据血管病变和发病机制，将脑出血分为小（或大）动脉病变、静脉病变、血管畸形、止血功能障碍、其他疾病或状态引起的脑出血以及不明原因型脑出血。该分类使用较为局限。

二、高血压

临床与基础研究均表明，高血压是造成脑出血患者发病的重要危险因素和主要病因。与非高血压者相比，高血压患者的脑出血风险显著增高。INTERSTROKE 是一项覆盖 22 个国家和地区的全球性卒中研究。该研究发现，自诉高血压病史或血压＞160/90 mmHg 的患者，脑出血风险升高至 9.18 倍[9]。诸多研究显示，良好的血压控制可有效降低脑出血复发。舒张压＞90 mmHg 的患者，脑出血复发率为 10％；而舒张压＜90 mmHg 的脑出血患者，脑出血复发率仅为＜1.5％[10]。

在长期高血压状态下，颅内中小动脉中膜出现慢性病理改变，即脂质透明样变性。高血压性脑出血最常累及豆纹动脉，导致基底节出血。在长期高血压作用下，位于 Willis 环附近的小动脉或穿支动脉结构改变，当血流动力学显著改变时，血管壁破裂出血。高血压性脑出血损害的病理机制主要包括血肿原发性损害如占位效应，使颅内压增高；还有血肿继发性损害，如周围组织低灌注、脑水肿、继发凝血级联反应、血肿分解产物的毒性作用等。早期血肿周围水肿是由渗透活性血清蛋白的释放和积累所致，随后血脑屏障的破坏、钠泵的失效和神经元的死亡将导致血管源性水肿和细胞毒性水肿。

三、脑淀粉样血管病

脑淀粉样血管病（cerebral amyloid angiopathy，CAA）是导致自发性脑出血的另一重要病因。CAA 患者常反复出现脑出血，多累及脑叶，以顶枕叶最为广泛和严重；大脑深部结构，如白质、基底节、海马、脑干、脊髓、小脑等部位很少受累。

CAA 是以β-淀粉样蛋白在软脑膜和大脑皮质小动脉等血管内沉积为特征的一种脑血管病。淀粉样前体蛋白（amyloid precursor protein，APP）在β-和γ-分泌酶的作用下分别生成 Aβ40 以及 Aβ42[11]。CAA 患者脑血管沉积的淀粉样蛋白主要是 Aβ40，而阿尔茨海默病则主要为 Aβ42 的沉积[12]。病变从软脑膜开始逐渐向皮质发展，最初 Aβ 少量沉积在血管中膜和外膜，然后逐渐积聚在血管壁各层中，甚至延伸到毛细血管及血管周围的脑实质。病变血管的平滑肌细胞结构破坏，胶原纤维减少，淀粉样物质、Ⅳ型胶原和层粘连蛋白堆积，造成血管脆性增加，形成微动脉瘤和纤维素样坏死，血管壁对血流和压力变化的反应能力变弱，这可能是 CAA 导致脑出血发生的机制之一。各种 CAA 相关血管病变包括微动脉瘤形成、纤维素样坏死、双腔样改变、微小动脉丛以及内膜玻璃样变，是 CAA 导致脑出血的重要原因，其中微动脉瘤形成和纤维素样坏死最为常见。尽管 Aβ 在血管壁中聚集的确切机制尚不清楚，但最可能的原因是 Aβ 血管周围清除受损以及随后在神经血管系统的病理性积聚[13]。

脑淀粉样血管病多数为散发性，但遗传因素也不可忽视。GWAS 研究提示载脂蛋白 E 基因 *ε2* 和 *ε4* 等位基因的存在与复发出血及血肿扩大的风险密切相关[14]。此外，还有家族性淀粉样血管病，包括胱抑素 C（Cystatin C）基因突变导致的冰岛型淀粉样变、转甲状腺素蛋白（Transthyretin）基因突变导致的家族性淀粉样变、凝溶胶蛋白（Gelsolin）基因突变导致的芬兰型家族性淀粉样变等[13]。

四、血管结构病变

血管结构病变也是脑出血的重要病因之一，包含动静脉畸形、颅内动脉瘤、脑海绵状血管畸形、烟雾病等。

（一）动静脉畸形

脑动静脉畸形（brain arteriovenous malformation，bAVM）是一种先天性局部脑血管发生学的变异。在病变部位脑动脉和脑静脉之间缺乏毛细血管，致使动脉与静脉直接相通，形成动静脉之间的短路，导致一系列脑血流动力学的紊乱。较多见于皮质和白质交界处，呈锥形，基底部面向脑皮质，尖端指向白质深部或直达侧脑室壁；可有一支或多支增粗的供血动脉，引流静脉多扩张、扭曲、含鲜红的动脉血。传统观念认为脑动静脉畸形是胚胎期血管生成的调控机制发生障碍所致。除了先天性因素外，后天获得性因素如能引发病理性脑血管生成，也可能成为脑动静脉畸形的原因，如链球菌感染后动静脉畸形、动静脉畸形切除后新发的动静脉畸形、颅内肿瘤伴发动静脉畸形等。动静脉畸形的血流动力学平衡依靠静脉引流系统维持，通常认为，动静脉畸形引起的出血是因动静脉交通及静脉内压力升高所导致，而引流静脉梗阻、狭窄会增加血流阻力使动静脉畸形出血率升高。bAVM 也是颅内出血的重要危险因素，尤其是儿童和年轻人[15-16]。

大部分 bAVM 是散发性[17]，大约 5％的 bAVM 归因于遗传性出血性毛细血管扩张症[18]，其特征是多器官中的动静脉畸形和黏膜皮肤毛细血管扩张症。临床上除了表现为反复颅内出血外，还可出现癫痫部分性或全身性发作、短暂性脑缺血发作和进行性神经功能障碍。

（二）颅内动脉瘤

颅内动脉瘤是由于先天异常或后天损伤等因素导致脑动脉管壁局部缺陷，在血流动力学等因素作用下腔内压力增高，动脉管壁局部逐渐扩张形成的局限性异常瘤状膨出。血流动力学改变所产生的剪切力、搏动力及压力，使动脉分叉处顶端内的弹力层与中层损害，局部血管承受压力的能力下降，局部管壁膨出形成动脉瘤。动脉瘤发生原因尚不十分清楚，包含先天性因素、动脉硬化、高血压、感染、创伤及肿瘤等[19]。此外，弹性蛋白基因的染色体7q11与颅内动脉瘤的发生呈显著的连锁相关性，因此认为颅内动脉瘤与遗传因素有关。总之，颅内动脉瘤的病因是十分复杂的病理过程，其中涉及诸多方面。

颅内动脉瘤的发病率与影像学检查的敏感性密切相关。基于磁共振成像检查的流行病学数据表明，世界范围颅内动脉瘤的发病率约为3%，中国约为7%。一般认为颅内动脉瘤的年破裂率为0.8%～2%[20]，累计破裂出血率逐年升高[21-22]，1年破裂出血率为1.4%，5年累计破裂出血率为3.4%，10年为10.5%，20年为23.0%，30年则高达30.1%。

颅内动脉瘤好发于Willis动脉环分叉处及其主要分支，约85%位于Willis动脉环前半部分，即颈内动脉颅内段、大脑前动脉、前交通动脉、大脑中动脉及后交通动脉的前半部[17]。颅内动脉瘤大小悬殊，通常为0.5～2 cm。动脉瘤破裂与患者基本情况、既往病史、家族史、瘤体情况等多重因素有关[23]。其中，与破裂风险密切相关的动脉瘤自身因素为：①动脉瘤体积大小；②囊状分叶；③部位（前、后交通动脉或基底动脉分叉部）；④生长状态（持续生长或新发）；⑤伴随临床症状，如脑神经缺损症状、占位效应和血栓栓塞事件等。

（三）脑海绵状血管畸形

脑海绵状血管畸形（cerebral cavernous malformations，CCM）是一种常见的血管畸形，占所有血管畸形的5%～15%，以20～50岁多见，男女发病率基本相同。

CCM在结构上由一堆小而异常、紧密相贴的薄壁血管组成海绵状异常血管团，血管间没有或极少有脑实质组织。异常血管通常仅由内皮细胞组成，缺乏平滑肌支撑。CCM多发生在大脑各叶、脑室壁、鞍区、脑桥小脑脚、小脑及硬脑膜上。血管畸形大小不等，小者数毫米，大者直径可达3～4 cm，呈鲜红色葡萄状或草莓状，易自发出血或血栓形成。虽然其血管团的供血动脉与引流静脉的管径正常，但血管畸形内血流速度异常缓慢。一部分患有脑海绵状血管畸形的患者无症状，而另一些患者则出现神经系统症状，如癫痫发作、头痛、局灶压迫症状，甚至致命的脑出血[24]。CCM相关脑出血的临床特点是，多位于病灶周围脑组织，且出血量通常较少[25]。脑海绵状血管畸形可以是散发性或家族性。目前认为，其为常染色体显性遗传病，也有研究报道，遗传性CCM与3个致病基因种系突变相关，分别编码蛋白CCM1（KRIT1）、CCM2（MEKK3、OSM或MGC4607）或CCM3（PDCD10）。

（四）烟雾病

烟雾病（Moyamoya's disease，MMD）又名“Moyamoya病”，是一种慢性闭塞性脑血管疾病[26]。发病机制为颈内动脉末端及大脑前、中动脉起始部进行性狭窄或闭塞，其远端形成颅内外广泛的侧支循环，表现为脑底部异常血管网络。烟雾病的病因至今不十分明确，近年来遗传因素受到关注，家族性发病患者所占比例为10%，尤其在亚洲国家更多见。最近的遗传学研究发现17q25-ter区域的*RNF213*是东亚人群中MMD的重要易感基因。可能由于遗传差异，与西半球相比，MMD在东亚国家人群中比较常见。与韩国人或日本人相比，中国人的MMD患病率似乎略低。目前认为，血管内皮因子、成纤维细胞生长因子b、肝细胞生长因子、转化生长因子13、粒细胞集落刺激因子在烟雾病的发病机制中发挥重要作用，但具体机制尚不明确。在不同的临床表现中有两个发病高峰，大约在10岁和30～40岁。对于MMD患者，脑出血多伴有脑室内出血，其脑室内出血发生率高于高血压性脑出血患者。烟雾病最常见的出血部位是基底节区、脑室系统、内侧颞叶和丘脑。烟雾病引起脑出血有两种可能机制：①主要由位于Willis环，尤其是与后循环相连的动脉瘤所在侧支血管及其附近的动脉瘤破裂所致，短期内易再次出血；②由烟雾病异常扩张血管上的微小动脉瘤破裂所致，其再次出血间隔期一般较长。

（五）脑静脉窦血栓形成

脑静脉窦血栓形成（cerebral venous sinus thrombosis，CVST）是指由于多种病因引起的以脑静脉回流受阻、常伴有脑脊液吸收障碍导致颅内高压为特征的特殊类型脑血管病，在脑血管病中占0.5%～1%。CVST常见于50岁以下及更年轻人群，男女比例约为1∶3。儿童患者以感染性血栓多见，女性以非感染性血栓多见[27]。产褥期CVST发生率较高，可达10/10万，占所有CVST的5%～20%，因此在口服避孕药和围生期女性中应引起高度重视。本病多为亚急性或慢性隐匿起病，常见临床症状有头痛、头晕、视力下降，甚至呕吐、抽搐等。除海绵窦血栓形成外，CVST的临床症状缺乏特异性，因而极易漏诊和误诊，其漏诊率可达73%，40%的患者平均诊断时间在10天以上[28]。

病变部位可原发于脑内浅静脉、深静脉或静脉窦，其中单纯浅静脉血栓形成罕见，多由于脑静脉窦血栓延伸而来；深静脉血栓形成则以大脑内静脉和大脑大静脉多见。脑静脉及静脉窦血栓形成的病因主要为血管壁损伤、血流缓慢和血液成分改变。脑静脉窦内血栓形成，导致脑脊液再吸收障碍，以头痛、视力减退、视盘水肿等表现较为突出。脑皮质静脉或深静脉血栓形成，引起静脉及毛细血管压力增高，血脑屏障破裂，导致局灶性水肿和静脉性梗死，常表现为局灶性神经功能缺损和继发静脉性出血。60％以上患者病变累及多个静脉窦，其中以上矢状窦血栓形成发生率居首位。由于脑静脉与静脉窦之间、静脉窦与静脉窦之间，以及静脉窦与颅外静脉之间在解剖上存在吻合、彼此沟通，当静脉（窦）血栓形成时，由于血栓累及范围、侧支循环差异等因素导致临床表现复杂多样，可从无临床症状到病情严重甚至死亡。

五、药物使用

抗凝药物（如华法林）和抗血小板药物（如氯吡格雷和阿司匹林）可有效减少缺血性疾病的发生，但长期应用部分患者会出现较为严重的并发症如脑出血。

伴随抗凝药的使用和患者年龄增加，口服抗凝治疗相关脑出血（oral anticoagulant therapy related intracerebral hemorrhage，OAC-ICH）的发病率亦随之上升[29]。有研究报道，口服抗凝治疗相关脑出血的发病率为9％～13％，比不用抗凝药者风险增加6.7～11倍[30]。研究表明当国际标准化比值（INR）＞4.5时，ICH风险增加6倍。OAC-ICH发生部位位于大脑的深部或脑叶区，出血量常大于自发性血肿，有研究认为超过50％的OAC-ICH可能是致命的。OAC-ICH患者脑损伤主要源于血肿直接压迫脑组织造成，其次血肿释放的基质金属蛋白酶、谷氨酸、细胞因子、血红素、铁等物质的化学毒性可导致二次脑损伤。OAC-ICH的发病除了与抗凝药物过量有关外，还与患者基本状况、遗传因素、并发疾病等有关。脑淀粉样血管病、脑白质疏松症、伴有严重肝肾疾病、血小板减少、既往有出血史等患者发生 OAC-ICH 的风险更大[31]，而血压控制欠佳、头颅外伤、未知动脉瘤或者动静脉畸形破裂、合用影响 INR 的药物却未监测等被认为是发生 OAC-ICH 的触发因素。此外，新型口服抗凝药的使用越来越广泛，尽管其颅内出血风险低于华法林，但其抗凝血效果难以监测并且拮抗剂相对缺乏，因此新型口服抗凝药相关脑出血也将成为新的研究热点。

六、系统性或其他疾病

（一）颅内肿瘤

颅内肿瘤在生长过程中，因其血供丰富，在多种因素作用下可发生颅内血肿或蛛网膜下腔出血，与脑卒中发作相似，故又称为“瘤卒中”。肿瘤相关性脑出血与肿瘤的类型有关，原发性颅内肿瘤如胶质母细胞瘤、少突胶质细胞瘤、血管母细胞瘤等以及转移性颅内肿瘤容易发生脑出血，而良性脑肿瘤如脑膜瘤发生脑出血的概率很小。肿瘤相关性脑出血的内在因素是血管结构异常，如薄壁、扭曲、血管腔扩张、网状血管、血管畸形等，外在因素则与肿瘤浸润、压迫致血管局部血流淤滞、压力升高有关。

（二）血液系统疾病

血液系统疾病也可并发脑出血，较为常见的有白血病、淋巴瘤、多发性骨髓瘤、再生障碍性贫血、骨髓增生异常综合征、特发性血小板减少性紫癜等。此类脑出血常为颅内多灶性出血，并且多合并其他部位出血，病情发展迅速且病死率极高。血液系统疾病几乎均伴有血小板数量减少或血小板功能异常。此外，凝血因子异常、白细胞淤滞并堵塞小血管、白血病细胞浸润并损伤血管壁，都是诱发脑出血的重要机制。肝有产生凝血因子的功能，所以严重肝脏疾病常伴凝血功能障碍，也可以并发脑出血。

七、不明原因型脑出血

有研究显示，不明原因型脑出血所占比例约为19%。加强对脑出血病因和发病机制的认识，针对性完善辅助检查，有助于提高脑出血病因的诊断率。同时，随着影像学技术、基因及蛋白质等检测技术的不断发展，有望进一步明确脑出血的新病因。

（林毅）

参考文献

[1] van Asch CJ，Luitse MJ，Rinkel GJ，et al. Incidence，case fatality，and functional outcome of intracerebral haemorrhage over time，according to age，sex，and ethnic origin：a systematic review and meta-analysis. The Lancet Neurology，2010，9：167-176.

[2] Collaborators GBDS. Global，regional，and national burden of stroke，1990-2016：a systematic analysis for the global burden of disease study 2016. The Lancet Neurology，2019，18：439-458.

[3] Cordonnier C，Demchuk A，Ziai W，et al. Intracerebral haemorrhage：current approaches to acute management. Lancet，2018，392：1257-1268.

[4] 蒋小群，刘鸣，游潮. 脑出血分型研究进展. 国际脑血管病杂志，2013，21：207-210.

[5] European Stroke Initiative Writing Committee，Writing Committee for the EEC，Steiner T，et al. Recommendations for the management of intracranial haemorrhage-part i：Spontaneous intracerebral haemorrhage. The European stroke initiative writing

committee and the writing committee for the eusi executive committee. Cerebrovascular diseases，2006，22：294-316.

[6] Qureshi AI，Tuhrim S，Broderick JP，et al. Spontaneous intracerebral hemorrhage. The New England Journal of Medicine，2001，344：1450-1460.

[7] Meretoja A，Strbian D，Putaala J，et al. Smash-u：A proposal for etiologic classification of intracerebral hemorrhage. Stroke，2012，43：2592-2597.

[8] Steiner T，Petersson J，Al-Shahi Salman R，et al. European research priorities for intracerebral haemorrhage. Cerebrovascular diseases，2011，32：409-419.

[9] O'Donnell MJ，Xavier D，Liu L，et al. Risk factors for ischaemic and intracerebral haemorrhagic stroke in 22 countries（the interstroke study）：a case-control study. Lancet，2010，376：112-123.

[10] Arakawa S，Saku Y，Ibayashi S，et al. Blood pressure control and recurrence of hypertensive brain hemorrhage. Stroke，1998，29：1806-1809.

[11] Revesz T，Holton JL，Lashley T，et al. Genetics and molecular pathogenesis of sporadic and hereditary cerebral amyloid angiopathies. Acta neuropathologica，2009，118：115-130.

[12] Attems J，Lintner F，Jellinger KA. Amyloid beta peptide 1-42 highly correlates with capillary cerebral amyloid angiopathy and alzheimer disease pathology. Acta neuropathologica，2004，107：283-291.

[13] DeSimone CV，Graff-Radford J，El-Harasis MA，et al. Cerebral amyloid angiopathy：diagnosis，clinical implications，and management strategies in atrial fibrillation. Journal of the American College of Cardiology，2017，70：1173-1182.

[14] Biffi A，Sonni A，Anderson CD，et al. Variants at apoe influence risk of deep and lobar intracerebral hemorrhage. Annals of Neurology，2010，68：934-943.

[15] Arteriovenous Malformation Study G. Arteriovenous malfor-

mations of the brain in adults. The New England Journal of Medicine，1999，340：1812-1818.

[16] Achrol AS，Guzman R，Varga M，et al. Pathogenesis and radiobiology of brain arteriovenous malformations：Implications for risk stratification in natural history and posttreatment course. Neurosurgical Focus，2009，26：E9.

[17] Ellis JA，Nossek E，Kronenburg A，et al. Intracranial aneurysm：diagnostic monitoring，current interventional practices，and advances. Current Treatment Options in Cardiovascular Medicine，2018，20：94.

[18] Fleetwood IG，Steinberg GK. Arteriovenous malformations. Lancet，2002，359：863-873.

[19] Theodotou CB，Snelling BM，Sur S，et al. Genetic associations of intracranial aneurysm formation and sub-arachnoid hemorrhage. Asian Journal of Neurosurgery，2017，12：374-381.

[20] Etminan N，Brown RD，Jr.，Beseoglu K，et al. The unruptured intracranial aneurysm treatment score：a multidisciplinary consensus. Neurology，2015，85：881-889.

[21] Greving JP，Wermer MJ，Brown RD，Jr.，et al. Development of the phases score for prediction of risk of rupture of intracranial aneurysms：a pooled analysis of six prospective cohort studies. The Lancet Neurology，2014，13：59-66.

[22] Juvela S，Poussa K，Lehto H，et al. Natural history of unruptured intracranial aneurysms：a long-term follow-up study. Stroke，2013，44：2414-2421.

[23] Etminan N，Beseoglu K，Barrow DL，et al. Multidisciplinary consensus on assessment of unruptured intracranial aneurysms：proposal of an international research group. Stroke，2014，45：1523-1530.

[24] Ganmore I，Achiron A. Cerebral cavernous malformations. The New England Journal of Medicine，2017，377：71.

[25] Whitehead KJ，Smith MC，Li DY. Arteriovenous malforma-

tions and other vascular malformation syndromes. Cold Spring Harbor Perspectives in Medicine，2013，3：a006635.

[26] Kim JS. Moyamoya disease：epidemiology，clinical features，and diagnosis. Journal of Stroke，2016，18：2-11.

[27] deVeber G，Andrew M，Adams C，et al. Cerebral sinovenous thrombosis in children. The New England Journal of Medicine，2001，345：417-423.

[28] 中华神经病学分会，中华医学会神经病学分会脑血管病学组. 中国颅内静脉系统血栓形成诊断与治疗指南 2015. 中华神经科杂志，2015，48：819-829.

[29] Steiner T，Rosand J，Diringer M. Intracerebral hemorrhage associated with oral anticoagulant therapy：current practices and unresolved questions. Stroke，2006，37：256-262.

[30] Pezzini A，Grassi M，Paciaroni M，et al. Antithrombotic medications and the etiology of intracerebral hemorrhage：much-italy. Neurology，2014，82：529-535.

[31] Huttner HB，Schellinger PD，Hartmann M，et al. Hematoma growth and outcome in treated neurocritical care patients with intracerebral hemorrhage related to oral anticoagulant therapy：comparison of acute treatment strategies using vitamin k，fresh frozen plasma，and prothrombin complex concentrates. Stroke，2006，37：1465-1470.

第二章　急诊处理

脑出血（intracerebral hemorrhage，ICH）是一种医学急症。ICH 发病后最初数小时内的病情恶化很多见。

从院前急救评价到急诊室内的首次评价，20％以上的 ICH 患者格拉斯哥昏迷量表（Glasgow coma scale，GCS）评分会降低≥2 分。在院前出现神经功能恶化的患者中，GCS 评分平均下降 6 分，病死率＞75％。而且，在到达医院后 1 h 内，15％的患者 GCS 评分下降≥2 分。此外，在到达医院后的最初数小时内，还有 15％～23％的患者会出现持续病情恶化。早期神经功能恶化的高风险和远期转归不良的高发生率充分说明了对 ICH 患者的迅速诊断和早期周密管理至关重要。

一、院前管理

脑出血患者的院前管理与缺血性脑卒中患者类似。院前管理的首要目标是提供呼吸和循环支持，并将患者转送至最近的有急性脑卒中救治资质的医院。

在发病现场进行急救时，首先观察患者的生命体征（记录脉搏、呼吸、血压）及意识状况、瞳孔变化。如患者呼吸道不通畅，应立即清理气道分泌物；如呼吸频率异常，血氧饱和度迅速下降，可现场气管插管，球囊辅助呼吸。迅速建立静脉通道。如患者血压过低或过高，可用升压或降压药物将血压维持在基本正常范围内。如患者发病时发生外伤，应注意检查有无骨折、开放性损伤及闭合性脏器出血，根据情况给予简易处理。

其次，急救人员应获取重要病史，包括症状出现的时间（或已知患者正常的最后时间），及关于既往史、药物史和吸毒史的信息以及家庭联系方式。

最后，转运途中应注意将患者始终保持头侧位，减少颠簸。急救人员将疑似脑卒中的患者即将到达的消息提前通知急诊室，以便启动急救通道和准备会诊。该预先通知已被证实可以有效缩短到院至 CT 扫描的时间。还可以利用救护车上配备的适当设备进行院前 CT 扫描，有助于将患者分流到合适的医院，并尽早启动 ICH 特异性治疗方法。

二、急诊处理

急诊室要做好救治 ICH 患者的准备或具备迅速把患者转送至三级医院的预案。这一点至关重要。管理 ICH 患者所必需的重要资源包括神经科、神经影像科、神经外科和重症监护设备，以及接受过充分培训的医生和护士。在急诊室内，医生和护士必须相互协作，尽快联系会诊并且高效地进行临床评价（表 2-1）。当现场没有会诊医生时，远程会诊很有价值。

病情评估的常规部分应包括标准化的疾病严重程度评分，因为这类量表有助于简化评估和便于沟通。基线疾病严重程度评估应该作为 ICH 患者初次评估的一部分。美国国立卫生研究院卒中量表（National Institutes of Health Stroke Scale，NIHSS）（表 2-2）通常用于缺血性脑卒中，同样也适用于 ICH。然而，ICH 患者在发病初期经常伴有意识障碍，这有可能会降低 NIHSS 的效度。评估意识水平使用格拉斯哥昏迷量表（GCS）评分（表 2-3）。目前已有多种专门为 ICH 设计的评估量表。虽然哪种量表最佳尚不清楚，但应用最广且最具效度的要属 ICH 评分（ICH Score）（表 2-4）。当然，这些评估量表不应被用作单一的结局判断指标。

表 2-1　应在急诊室内完成的病史询问、体格检查和诊断性检查

项目	说明
病史	
症状出现的时间（或患者最后正常的时间）	
首发症状和症状的进展	
血管危险因素	脑梗死、脑出血、高血压、糖尿病和吸烟史
药物史	抗凝药、抗血小板药、抗高血压药、兴奋药（包括减肥药）、拟交感神经药
近期外伤史或手术史	颈动脉内膜切除术或支架置入术，因为 ICH 可能与这类手术后的过度灌注有关
痴呆	与淀粉样血管病变有关
饮酒或吸毒	可卡因、其他拟交感神经药和兴奋药与 ICH 有关
癫痫发作	
肝脏疾病	可能引起凝血功能障碍
癌症和血液系统疾病	可能引起凝血功能障碍
体格检查	
生命体征	
重点在头部、心脏、肺、腹部和四肢的全身查体	
有重点的神经系统查体	结构化检查方法（如 NIHSS）可在数分钟内完成，便于不同医护人员之间对病情严重程度进行量化交流。GCS 评分同样应用广泛且易于使用

续表

项目	说明
实验室检查	
血常规、电解质、血尿素氮、肌酐、血糖	血糖升高与转归恶化有关
凝血酶原时间（包括 INR）和部分凝血活酶时间	华法林相关性 ICH 与血肿量大、血肿扩大风险增高以及残疾率和病死率增加有关
心脏特异性肌钙蛋白	肌钙蛋白水平升高与转归恶化有关
毒理学筛查以检测可卡因和其他拟交感神经药的滥用情况	可卡因和其他拟交感神经药与 ICH 有关
尿液化验和培养；育龄期女性要进行妊娠试验	
其他常规检查	
神经影像	CT 或 MRI；可考虑对比增强或血管成像
心电图	评价急性冠状动脉缺血或既往心脏损伤；心电图异常标志着同时存在心肌损伤

表 2-2 NIHSS 评分

项目	检查和反应	得分
1a. 意识水平	清醒	0
	嗜睡	1
	昏睡	2
	昏迷/无反应	3
1b. 定向力提问（2 个问题）	回答都正确	0
	一个回答正确	1
	回答都不正确	2
1c. 指令反应（2 个指令）	两个任务执行正确	0
	一个任务执行正确	1
	都未执行	2

续表

项目	检查和反应	得分
2. 凝视	水平运动正常	0
	部分凝视麻痹	1
	完全凝视麻痹	2
3. 视野	无视野缺损	0
	部分偏盲	1
	完全偏盲	2
	双侧偏盲	3
4. 面部运动	正常	0
	轻微面肌无力	1
	部分面肌无力	2
	一侧或双侧完全面瘫	3
5. 运动功能（上肢）	无漂移	0
a. 左上肢	不到 10 s 即漂移	1
b. 右上肢	不到 10 s 即落下	2
	不能对抗重力	3
	不能活动	4
6. 运动功能（下肢）	无漂移	0
a. 左下肢	不到 5 s 即漂移	1
b. 右下肢	不到 5 s 即落下	2
	不能对抗重力	3
	不能活动	4
7. 肢体共济失调	无共济失调	0
	一个肢体共济失调	1
	两个肢体共济失调	2
8. 感觉	无感觉缺失	0
	轻度感觉缺失	1
	重度感觉缺失	2

续表

项目	检查和反应	得分
9. 语言	正常	0
	轻度失语	1
	重度失语	2
	缄默或完全失语	3
10. 发音	正常	0
	轻度构音障碍	1
	重度构音障碍	2
11. 忽视	无	0
	轻度（丧失一种感觉模态）	1
	重度（丧失一种以上感觉模态）	2

表 2-3 GCS 评分

项目	得分
E 最好眼反应	
自然睁眼	4
语言命令睁眼	3
疼痛刺激睁眼	2
无睁眼	1
V 最好语言反应	
定向力好	5
语言错乱，定向障碍	4
无意义的语言	3
无意义的声音	2
无语言反应	1
M 最好运动反应	
遵嘱运动	6
疼痛定位	5
逃避疼痛	4
疼痛刺激屈曲	3
疼痛刺激伸直	2
无运动反应	1

表 2-4　ICH 评分

项目	得分
GCS 评分	
3～4	2
5～12	1
13～15	0
血肿量	
≥30 ml	1
<30 ml	0
血肿破入脑室	
是	1
否	0
血肿源自幕下	
是	1
否	0
患者年龄	
≥80 岁	1
<80 岁	0

到达急诊科，应立即进行初诊。需再次确认患者的生命体征，力争保持生命体征平稳。在生命体征平稳的前提下，采取快速影像学检查（CT 或 MRI）来鉴别缺血性脑卒中和脑出血，明确血肿部位和大小，以便后续分诊。有条件的危重患者可行床旁移动 CT 检查。

ICH 发病后最初数小时内的血肿增大和早期临床恶化很常见。CT 血管造影和增强 CT 可用来筛选具有血肿扩大风险的患者；如果临床表现和影像学检查可疑，CT 血管造影、增强 CT、增强 MRI、MR 血管造影、静脉造影对发现潜在的器质性病变（包括血管畸形、肿瘤）具有一定价值。

ICH 患者的急救管理可能包括外科手术清除血肿、脑室外引流或颅内压的监测和治疗、气管插管、血压管理和凝血障碍的逆转。在完成诊断后，急诊人员应迅速安排 ICH 患者转入卒中单元或神经重症监护病房（院内或院外转运）。应在急诊室内启动对时间敏感性问题的紧急治疗，包括降低血压和逆转凝血功能障碍，而不是等到患者转入重症监护病房、卒中单元或是其他医院后再启用。制订 ICH 临床路径有助于对重症 ICH 患者进行更加有效、规范和全面的管理（图 2-1 和表 2-5）。

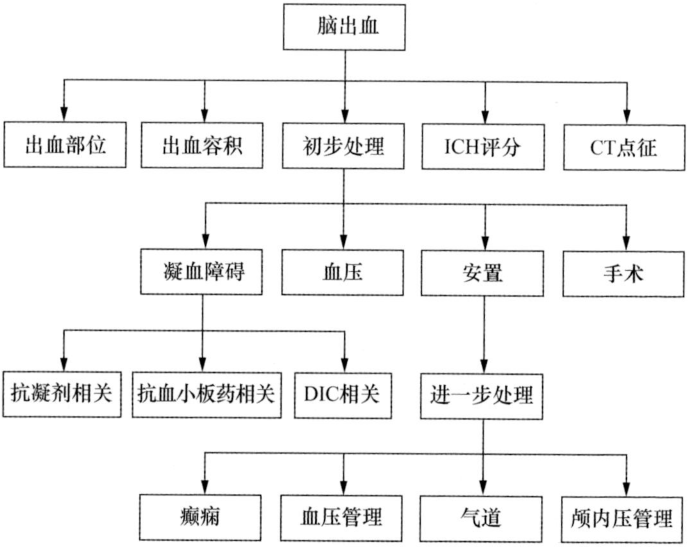

图 2-1 脑出血急诊处理流程

表 2-5 脑出血标准化急诊处理清单

院前处理
□ABC [A，气道（Airway）；B，呼吸（Breath）；C，循环（Circulation）]
□确定发病时间和环境
□完成院前卒中筛查
□获取简要病史和用药情况
□分诊去卒中中心
□院前通知
急诊处理
□分诊到高精度区域
□初步评估 ABC
□有重点的神经科查体（GCS、NIHSS）
□获取基线实验室检查数据 （血常规、电解质、凝血功能检查、血糖）
□尽早完成神经影像学检查 （平扫 CT、头 CT+CTA+CTP 或 MRI）
□获取简要病史和用药情况
证实为脑出血后
□再次评估 ABC（昏迷者考虑插管）
□初步血压干预 （目标为收缩压<160 mmHg 或平均动脉压<110 mmHg）
□测量出血容积（用多田公式法）*
□完成 ICH 评分
□必要时纠正抗凝
□必要时纠正抗血小板
□神经外科会诊血肿清除术或颅内压监测
□收入（神经）重症监护室
住院后
□再次评估 ABC
□再次神经科查体
□颅内压监测和（或）脑室引流以降低颅内压或治疗脑积水

续表

□持续血压管理
□必要时植入动脉血压导管
□必要时植入中心静脉导管
□尿毒物筛查（如果还没做）
□安置导尿管（大部分脑出血患者需要）
□安置鼻饲管
□用间歇加压装置预防深静脉血栓 （第三天考虑使用肝素或低分子量肝素）
□如果患者有凝血障碍并使用逆转剂，复测凝血功能指标
□不需要预防性抗癫痫；要治疗临床癫痫发作；如果意识障碍程度与脑出血或脑室出血不成比例，持续脑电监测
□考虑复查头 CT
□考虑导管脑血管造影

* 多田公式法计算血肿体积详见第三章“计算机断层扫描（CT）”下内容。

（杜万良）

参考文献

[1] Hemphill JC，3rd，Greenberg SM，Anderson CS，et al. Guidelines for the management of spontaneous intracerebral hemorrhage：a guideline for healthcare professionals from the American Heart Association/American Stroke Association. Stroke，2015，46（7）：2032-2060.

[2] Andrews CM，Jauch EC，Hemphill JC，3rd，et al. Emergency neurological life support：intracerebral hemorrhage. Neurocrit Care，2012，17 Suppl 1：S37-46.

第三章　影像学诊断

脑出血是脑实质内血液的集聚，可扩散到脑的其他部分（脑室、蛛网膜下腔、硬膜下腔）[1]。脑出血是仅次于缺血性脑卒中的第二常见卒中类型，在西方人群中，占所有脑卒中患者的 10%～15%，在亚洲人群中所占比例更高[2-3]。脑出血在年龄＜60 岁的人群中发病率较低，而在年龄＞75 岁的人群中发病率升高。脑出血的常见部位为深部脑组织、脑叶和幕下（小脑、脑干），比率分别为 45%、30%～40%、10%（小脑）及 5%（脑干）[1]。脑出血最常见的病因是深部穿支血管病和脑淀粉样血管病。

一、脑出血的影像学诊断流程

对于急性脑卒中的患者，首先行 CT 平扫及 CT 血管造影（CTA）检查，以明确是否存在脑出血、有无点征及血管病变。如果发现有蛛网膜下腔出血（SAH）、血肿形态不典型、与水肿不成比例、出血部位及脑结构异常等情况，需进一步行 MRI 检查。

MRI 可明确有无脑出血、小血管病变（深部微出血）、淀粉样血管病（脑叶微出血）及血管异常。若 MRI 检查结果阴性，则行数字减影血管造影（DSA）检查以明确有无动静脉畸形（AVM）和动脉瘤，治疗 AVM 和动脉瘤。

若以上检查均阴性，则 2 周后再次行 DSA 以排除因血管痉挛漏诊动脉瘤。若仍无阳性结果，则出血吸收后（1～4 个月）行 MRI 检查除外海绵状血管瘤。若此时检查结果为阴性，则行 DSA 检查除外动静脉瘘，并长期随访。

图 3-1 概述了脑出血的影像学诊断流程。

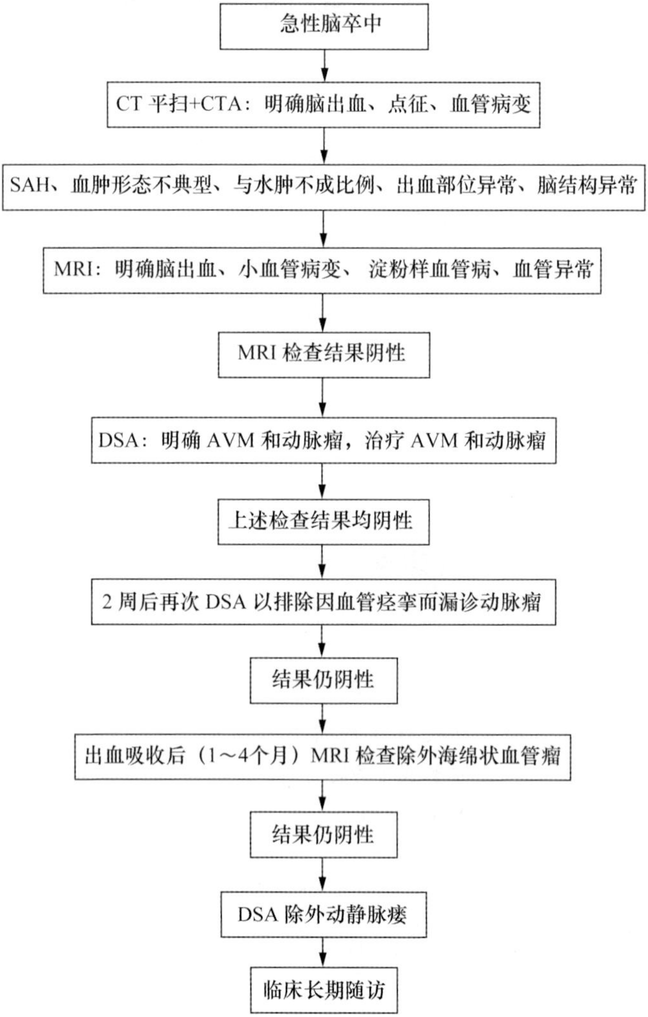

图 3-1 脑出血的影像学诊断流程。SAH，蛛网膜下腔出血；DSA，数字减影血管造影；AVM，动静脉畸形

二、各种影像学检查在脑出血中的价值

各种影像学检查对脑出血的应用价值见表 3-1。

表 3-1　不同影像学检查在脑出血中的应用价值

成像模式	作用
CT	
CT 平扫	确定脑出血的存在，确定血肿位置及估算血肿体积
CTA	明确有无血管畸形，有无点征
CTP	预测组织型纤溶酶原激活剂（t-PA）治疗后的出血风险
MRI	
GRE	检测小的出血灶
SWI	与 GRE 比较，对微出血更敏感，检出率更高
DTI	确定淀粉样血管病，评价神经元损伤情况，判断预后，研究病理机制及恢复情况
fMRI	评价损伤区传导束的功能、损伤后连接的恢复和再分布情况
DWI	评价 t-PA 治疗后的出血性转化风险和同时发生的缺血性病变
PWI	评价 t-PA 治疗后的出血性转化风险和同时发生的缺血性病变
PET	确定淀粉样血管病
SPECT	评价同时发生的缺血性病变

CTP，CT 灌注成像；GRE，梯度回波序列；SWI，磁敏感加权成像；DTI，弥散张量成像；fMRI，功能磁共振成像；DWI，弥散加权成像；PWI，磁共振灌注成像；PET，正电子发射断层扫描；SPECT，单光子发射计算机断层扫描

（一）计算机断层扫描（CT）

CT 平扫是诊断脑出血最便捷的工具。CT 平扫在出

现症状后几分钟内即表现为高密度病变，但在发病 7 天后敏感度下降，因为病变逐渐演变为等密度。CT 平扫可确定血肿的解剖位置、扩散到脑室系统的情况，并估计血肿体积（图 3-2）。血肿体积的计算方法多采用多田公式进行大体计算，即血肿体积＝A×B×C/2，其中 A 为血肿最大层面上的最长径，B 为与 A 垂直的径线，C 为图像中血肿的层厚×层面数[4]。这种计算方法是假定出血灶为椭圆形而进行计算的，实际上出血灶的体积往往不规则，因此，该方法常高估血肿体积。但鉴于其简便易行，可操作性大，故在急诊时用于血肿体积的初步估算。

CTA 或 CT 增强扫描用于血肿有扩大的风险时，它通过显示“点征”预测出血扩大。

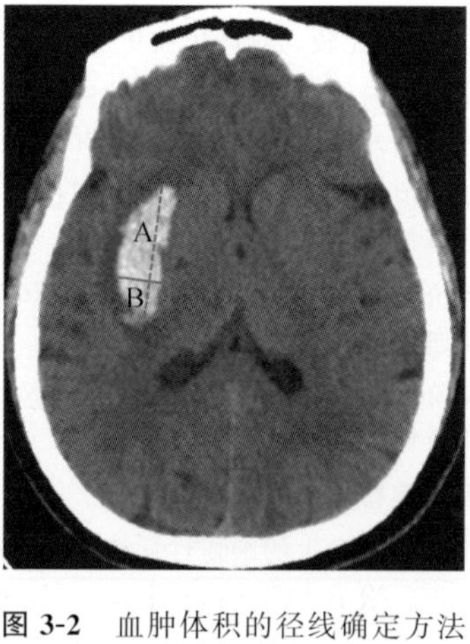

图 3-2 血肿体积的径线确定方法

（二）磁共振成像（MRI）

MRI 对急性症状性脑出血的检出率与 CT 相当，对慢性脑出血比 CT 敏感。出血急性期，梯度回波序列（GRE）较其他序列敏感。若条件许可，MRI 是脑出血的最佳检查方法，除了明确诊断外，还能明确脑出血的病因。脑出血不同时期的CT和MRI表现各异（表3-2）。

表3-2　脑出血不同时期的CT和MRI表现

	出血成分	CT平扫	MRI		
			T1WI	T2WI	GRE
超急性期	氧合血红蛋白	高密度，边缘光滑	低或等信号	高信号	明显低信号
急性期（12～48 h）	脱氧血红蛋白	高密度，有液平	等或轻微低信号，周围环形高信号	低信号，周围环形高信号	明显低信号
亚急性早期（72 h）	细胞内正铁血红蛋白	低密度水肿，有占位效应	高信号	低信号	低信号
亚急性晚期（3～20天）	细胞外正铁血红蛋白	环形，密度减低	高信号	高信号	低信号
慢性期（9周）	含铁血黄素和铁蛋白	等密度或局限性低密度	低信号	低信号	中央高或等信号，周围低信号

三、脑出血的神经影像学标志物

脑出血的神经影像学标志物主要有以下6个：①脑白质高信号（白质疏松）；②脑微出血；③弥散加权成像（DWI）上高信号病变；④MRI上可见的血管周围间隙；⑤皮质表面铁沉积；⑥血肿内“点征”[5]。

（一）脑微出血

脑微出血可单发，也可多发。由于出血量少，常规MRI检查往往难以发现，而在GRE或磁敏感加权成像

(SWI) 序列上检出率较高，表现为小的点状低信号灶(图 3-3)，直径<5 mm，为巨噬细胞内铁蛋白的沉积造成[6-8]。脑微出血多见于 2/3 的脑出血患者。认知正常的人群中，年龄越大，出现率越高。病理上，大部分脑微出血是小血管内的红细胞点状外渗至血管周围脑实质所致。MRI 显示脑微出血的患者出现症状性脑血肿的可能性为 8.5%[9]。基底节的 MRI 微出血是缺血性小血管病的标志，需要鉴别的病变包括基底节的钙化、弥漫性轴索损伤、转移性黑色素瘤、海绵状血管瘤及小动脉穿孔。

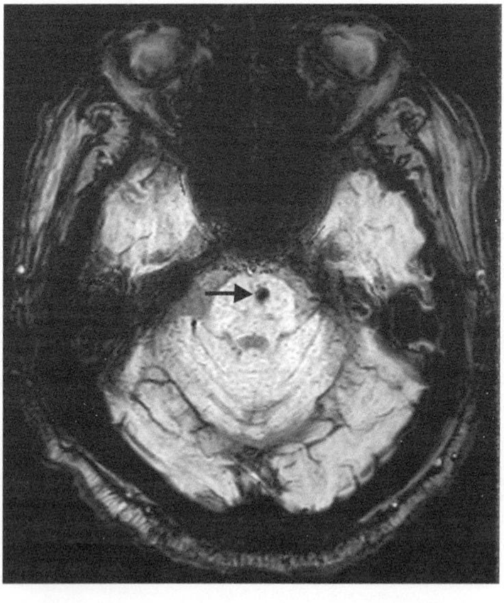

图 3-3 MRI 轴位 SWI 示脑干点状低信号

(二) 血肿内“点征”

血肿内“点征”(图 3-4) 是指血肿内造影剂外渗，原因是从破裂的血管内持续出血造成，但确切的机制尚不明确[1,10]。点征提示患者预后较差，常伴血肿破入脑室。在脑出血 3 h 内，点征的出现概率最高，但其预测血肿增大的能力不会随时间的延长而降低[11]。点征不仅限于 CTA 及 CT 增强检查，亦可见于 MRI 增强检查，且数量不限于一个，可以是多个强化的出血点[12]。

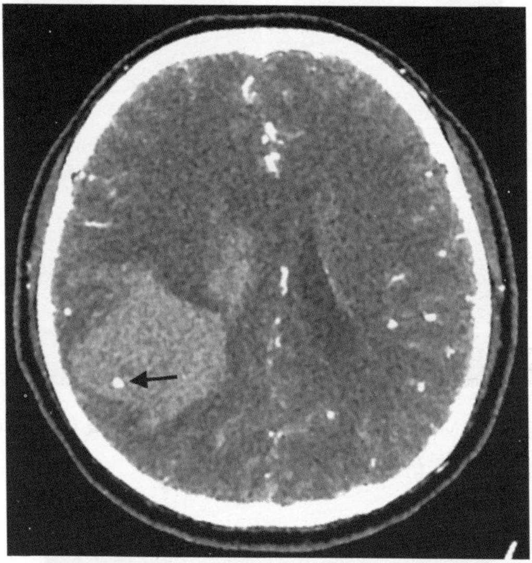

图 3-4 轴位 CT 增强扫描示右侧颞叶血肿内点状高密度影

（三）其他神经影像学标志物

1. 脑白质疏松表现为脑白质的长 T1、长 T2 信号（图 3-5）。

2. 血管周围间隙往往双侧对称分布，可呈条形，也可为点状或圆形长 T1、长 T2 信号，边界清晰（图 3-6）。

3. 皮质表面铁沉积也是少量出血的一种表现形式，只不过其位置较特殊，位于皮质表面，呈弯曲条形（图 3-7）。

4. DWI 上高信号病变，可位于皮质或皮质下白质，额叶多见，多为新发病灶（图 3-8）。

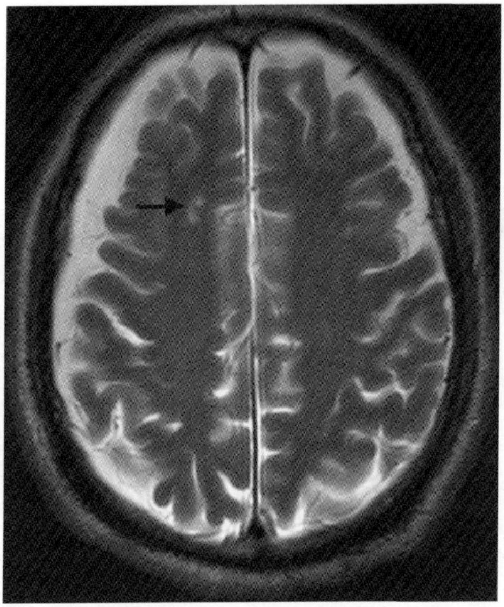

图 3-5 MRI 轴位 T2 加权成像（T2WI）示右侧额叶白质点状高信号

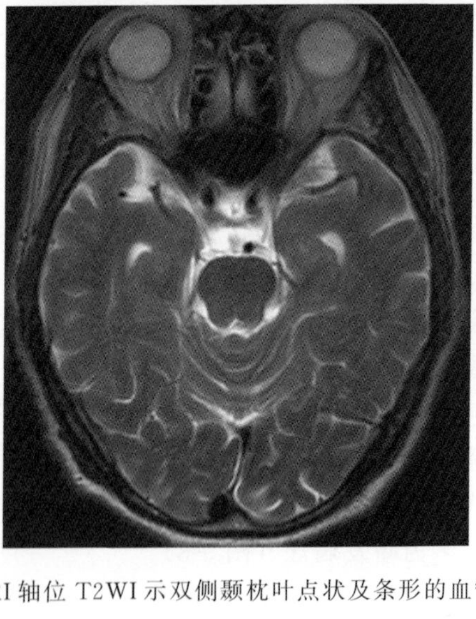

图 3-6 MRI 轴位 T2WI 示双侧颞枕叶点状及条形的血管周围间隙

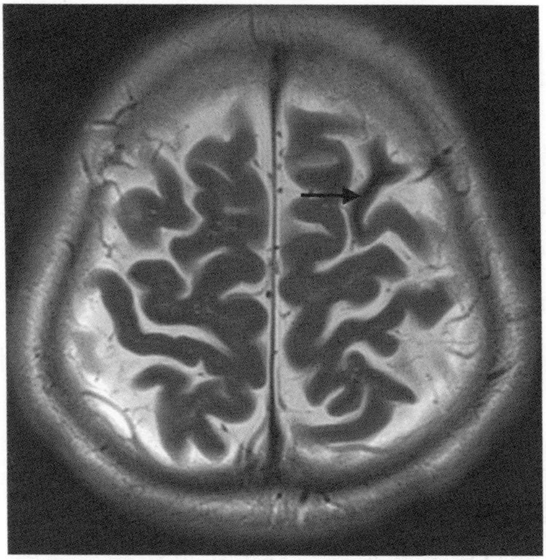

图 3-7　MRI 轴位 T2WI 示左侧额叶条形低信号

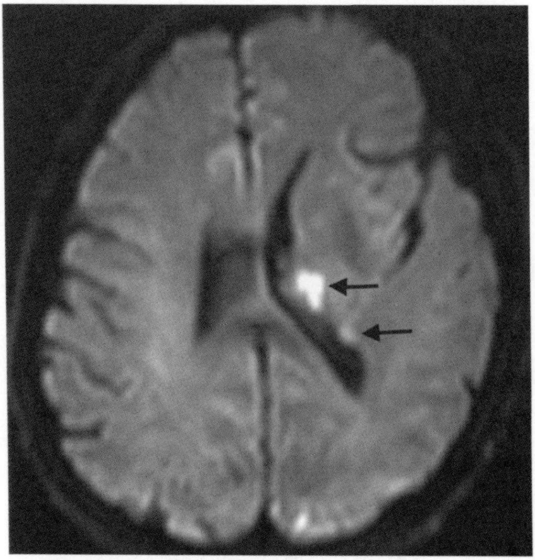

图 3-8　MRI 轴位 DWI 示左侧脑室体部外侧片状高信号

四、脑血肿扩大的提示性征象

脑出血的一些影像学征象能不同程度地预测血肿的进一步扩大，从而有效指导临床治疗。这些征象包括点征（见上文）、混杂征、黑洞征、渗漏征、岛征等。

1. 混杂征

混杂征是指血肿内密度不均匀，两者 CT 值相差至少 18 HU，且分界清晰，无混杂（图 3-9）。其预测血肿扩大的敏感度和特异度分别为 39.3%和 95.5%[13]。

2. 黑洞征

黑洞征是指血肿高密度区内边界清楚的低密度区，两者分界清晰，CT 值相差至少 28 HU，与血肿外周围组织不接壤（图 3-10）。其预测血肿扩大的敏感度和特异度分别为 29.2%和 96.8%[14]。该征象与“血肿内低密度”的概念类似[15]。

3. 渗漏征

渗漏征是对点征的进一步发展，是指在延迟 5 min 的 CTA 扫描像上，设定的感兴趣区域（region of interest，ROI）（直径 10 mm）在延迟像上 CT 值增加 10%以上，则为阳性[16]。

4. 岛征

岛征是指在血肿的外围出现≥3 个独立的小血肿，或≥4 个小血肿且部分或全部与血肿主体相连（图 3-11）[17]。

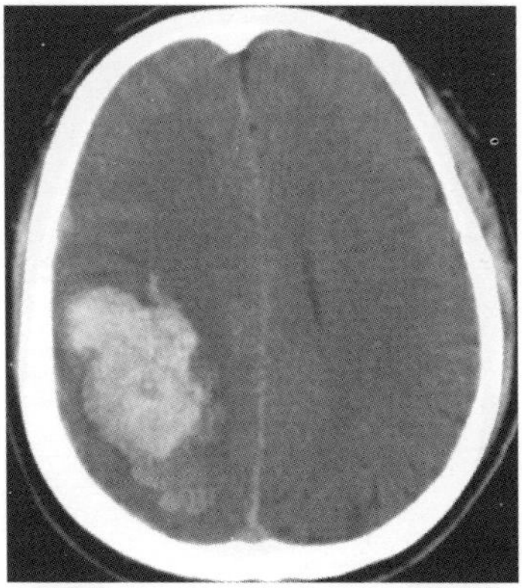

图 3-9 轴位 CT 平扫示右侧颞顶叶不规则出血灶，灶内密度不均匀，CT 值相差 18 HU 以上

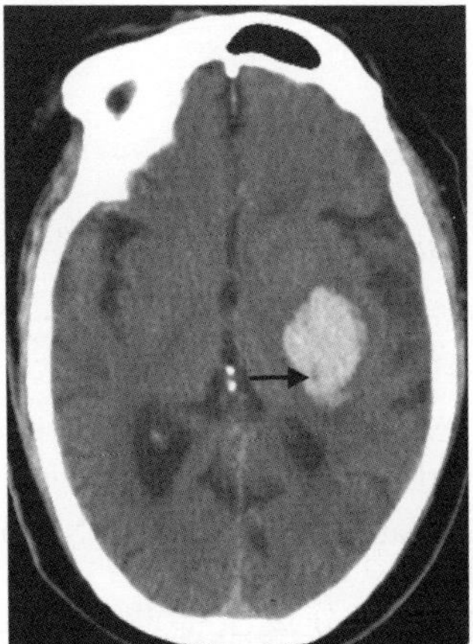

图 3-10 轴位 CT 平扫示左侧基底节后部出血灶，灶内见小片状低密度影，边界清晰

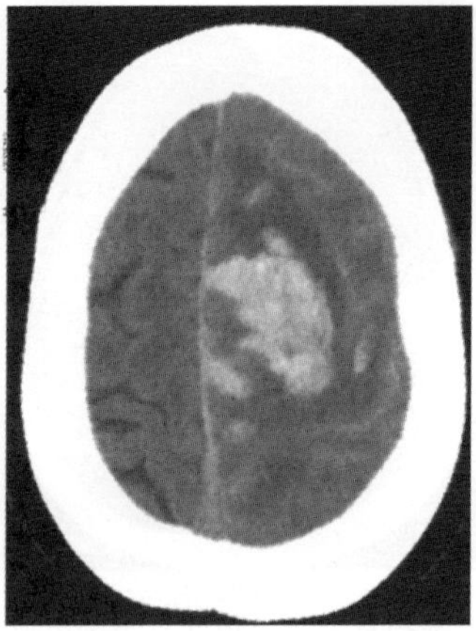

图 3-11 轴位 CT 平扫示左侧额叶较大出血灶，周围散在多个小出血灶

（陈绪珠）

参考文献

[1] Domingues R，Rossi C，Cordonnier C. Diagnostic evaluation for nontraumatic intracerebral hemorrhage. Neurol Clin，2015，33（2）：315-328.

[2] Feigin VL，Lawes CM，Bennett DA，et al. Worldwide stroke incidence and early case fatality reported in 56 population-based studies：a systematic review. Lancet Neurol，2009，8：355-369.

[3] van Asch CJ，Luitse MJ，Rinkel GJ，et al. Incidence，case fatality，and functional outcome of intracerebral haemorrhage over time，according to age，sex，and ethnic origin：a systematic review and meta-analysis. Lancet Neurol，2010，9（2）：167-176.

[4] Sreenivasan SA，Madhugiri VS，Sasidharan GM，et al. Meas-

uring glioma volumes: a comparison of linear measurement based formulae with the manual image segmentation technique. J Cancer Res Ther, 2016, 12 (1): 161-168.

[5] Wilson D, Charidimou A, Werring DJ. Advances in understanding spontaneous intracerebral hemorrhage: insights from neuroimaging. Expert Rev Neurother, 2014, 14 (6): 661-678.

[6] Shoamanesh A, Kwok CS, Benavente O. Cerebral microbleeds: histopathological correlation of neuroimaging. Cerebrovasc Dis, 2011, 32 (6): 528-534.

[7] Kim BJ, Lee SH. Cerebral microbleeds: their associated factors, radiologic findings, and clinical implications. J Stroke, 2013, 15 (3): 153-163.

[8] Kövari E, Charidimou A, Herrmann FR, et al. No neuropathological evidence for a direct topographical relation between microbleeds and cerebral amyloid angiopathy. Acta Neuropathol Commun, 2015, 3: 49.

[9] Charidimou A, Shoamanesh A, Wilson D, et al. Cerebral microbleeds and postthrombolysis intracerebral hemorrhage risk updated meta-analysis. Neurology, 2015, 85 (11): 927-934.

[10] Brouwers HB, Goldstein JN, Romero JM, et al. Clinical applications of the computed tomography angiography spot sign in acute intracerebral hemorrhage: a review. Stroke, 2012, 43 (12): 3427-3432.

[11] Dowlatshahi D, Brouwers HB, Demchuk AM, et al. Predicting intracerebral hemorrhage growth with the spot sign: the effect of onset to scan time. Stroke, 2016, 47 (3): 695-700.

[12] Schindlbeck KA, Santaella A, Galinovic I, et al. Spot sign in acute intracerebral hemorrhage in dynamic T1-weighted magnetic resonance imaging. Stroke, 2016, 47 (2): 417-423.

[13] Li Q, Zhang G, Huang YJ, et al. Blend sign on computed tomography novel and reliable predictor for early hematoma growth in patients with intracerebral hemorrhage. Stroke,

2015, 46 (8): 2119-2123.

[14] Li Q, Zhang G, Xiong X, et al. Black hole sign novel imaging marker that predicts hematoma growth in patients with intracerebral hemorrhage. Stroke, 2016, 47 (7): 1777-1781.

[15] Boulouis G, Morotti M, Brouwers HB, et al. Association between hypodensities detected by computed tomography and hematoma expansion in patients with intracerebral hemorrhage. JAMA Neurol, 2016, 73 (8): 961-968.

[16] Orito K, Hirohata M, Nakamura Y, et al. Leakage sign for primary intracerebral hemorrhage: a novel predictor of hematoma growth. Stroke, 2016, 47 (4): 958-963.

[17] Li Q, Liu QJ, Yang WS, et al. Island sign: an imaging predictor for early hematoma expansion and poor outcome in patients with intracerebral hemorrhage. Stroke, 2017, 48 (11): 3019-3025.

第四章　一般治疗

一、一般监护与管理

脑出血患者的初始监护和管理应在重症监护病房或专门卒中病房进行。研究显示，与普通病房相比，进入卒中单元监护治疗可减少患者死亡及残疾。

1. 脑出血患者在发病初期，病情常常不稳定，应绝对卧床，常规予以持续生命体征监测、神经系统评估（如NIHSS评分、GCS评分）、持续心肺监护，包括袖带血压监测、心电图监测、血氧饱和度监测[1]。
2. 应密切观察患者病情及血肿变化，定时复查头部CT，尤其是发病3 h内行首次头部CT的患者，应于发病后8 h，最迟24 h内再次复查头部CT[2]。
3. 目前不推荐使用重组凝血因子Ⅶa，因为它虽然可阻止血肿的扩大，但会增加动脉血栓栓塞的风险，且不能为患者的生存或预后提供临床获益[3]。

二、气道、呼吸和吸氧

脑卒中患者不同平面的脑结构损害，可产生不同类型的呼吸异常。在危重脑出血患者中，患者因素可能妨碍标准的气道评估。紧急情况和生理储备的减少显著增加了气管插管后低氧血症、低血压、心律失常、心搏骤停和死亡的发生风险。

1. 为了及时发现和治疗患者的缺氧情况，应监测呼吸功能[4]。
2. 在危重患者中进行完整的气道评估通常是不切实际的，但即使是在缺氧的患者中，移除一个面罩几秒钟也可以进行基本的气道评估[5]。
3. 脑出血患者的通气功能，在睡眠期间更容易受到影响[4]。
4. 对于伴有 $PaCO_2$ 增高（≥60 mmHg）的重症患者，可能会造成呼吸的抑制，因此重症卒中患者需要动态监测血气[6]。
5. 无低氧血症患者无须常规给氧[6]。
6. 必要时吸氧，应维持血氧饱和度>94%[7]。可通过鼻导管吸入 2～4 L/min 氧气，改善血液的含氧量，以最大限度地增加脑氧合，避免因高碳酸血症导致颅内压升高[4]。
7. 对于低氧血症患者，持续正压通气和无创通气可能是有益的。持续正压通气可以减少与呼吸 100%氧气有关的吸收性肺不张[5]。
8. 持续正压通气在潮气量大、呼吸速率高时，会加重低血压，必须避免[5]。
9. 气道功能严重障碍者应给予气道支持（气管插管或切开）及辅助呼吸[7]。
10. 在严重呼吸功能损害、严重低氧血症或高碳酸血症、无意识的高危患者（格拉斯哥昏迷评分≤8）中，早期的气管插管可能是必要的，以达到正常通气的目的，并建议在插管前使用持续正压通气进行面罩通气[4-5,8]。
11. 气管插管操作过程中可发生与低氧血症或迷走神经反射有关的心动过缓，常伴有血流动力学障碍。可能需要使用肾上腺素或阿托品，但维持血氧饱和度是至关重要的。如果气管插管过程中出现低氧性心搏骤停，需在气道管理的同时进行胸外按压[5]。

12. 气管插管深度应记录在床边记录表上，医务人员应注意关注患者的呼吸状况[5]。
13. 需要机械通气的患者应考虑持续颅内压监测，以获得进一步的治疗方案[9]。
14. 为了保持卒中患者的气道通畅，达到有效呼吸形态，侧卧位及口咽通气道的使用，有助于重症脑卒中伴舌后坠患者有效排痰，改善肺通气功能[6]。
15. 脑出血后发生急性呼吸窘迫综合征是很常见的。研究显示，高潮气量通气是一个重要危险因素，暴露于高潮气量通气也是住院患者死亡的独立危险因素[10]。
16. 对脑出血后睡眠呼吸暂停的患者，推荐使用持续气道正压通气（continuous positive airway pressure，CPAP）作为一线治疗方法。只有体位性阻塞型睡眠呼吸暂停（OSA）患者能从姿势调整的治疗方法中获益。对不愿意使用 CPAP 的患者建议使用口部装置或者调整体位[11]。

三、心脏功能

急性心肌梗死、心力衰竭、室性心律失常（包括心室颤动）和心搏骤停可引起脑出血后严重的心脏事件和心源性死亡。心脏疾病是脑卒中患者常见的并发症，尤其是冠状动脉粥样硬化性心脏病与脑卒中有许多相同的危险因素，所以应对这些危险因素进行控制治疗。脑卒中早期卧床不动可导致严重的心血管调节失常。

1. 建议在脑出血发病的最初 48～72 h 内进行持续的心脏监测，以便早期发现阵发性心房颤动或严重心律失常等心脏病变，特别是对既往有已知心脏病、心律失常史、血压不稳定、有心力衰竭临床体征或症状、基线心电图异常、岛叶皮质出血的患者[9]。

2. 脑出血后通过心电图和心肌酶检测对心肌缺血或心肌梗死进行系统筛查是合理的[1]。
3. 对于并发冠状动脉粥样硬化性心脏病的脑出血患者进行运动疗法干预时，应进行重要的心肺功能指标检测，当患者在训练时出现心率、血压、血氧饱和度的明显变化，或出现明显胸闷、气短、晕厥、胸痛时，应停止或调整训练强度[11]。
4. 避免或慎用增加心脏负担的药物[7]。

四、血压管理

血压升高在急性脑出血中非常常见，这是由于多种因素造成的，包括压力、疼痛、颅内压升高以及发病前血压的急性或持续升高。高血压与脑出血的血肿扩大、神经功能恶化、脑出血后死亡、残疾等有关。

1. 血压的监测要求选择合适的血压计、测压环境以及正确测压方式，同时需要定血压计、定部位、定体位、定时间来保证对患者进行准确的血压测量[6]。
2. 应综合管理脑出血患者的血压，分析血压升高的原因，再根据血压情况决定是否进行降压治疗。如在给予降压措施前，应先处理紧张、焦虑、疼痛、恶心、呕吐及颅内压增高等情况[12]。
3. 应该注意避免长期严重高血压患者血压下降过快、过低可能产生的脑血流量下降；如因为 Cushing 反应或中枢性原因引起的异常血压升高，则要针对病因进行治疗，不宜单纯盲目降压[2]。
4. 对于收缩压在 150～220 mmHg 之间且无急性血压治疗禁忌的脑出血患者，立即降压至 140 mmHg 是安全的[1,13]。

5. 对于出现收缩压＞220 mmHg 的脑出血患者，可以考虑通过持续使用静脉降压药物来调控血压，应根据患者临床表现调整降压速度[1]。
6. 在降压治疗期间，应密切观察血压水平的变化，每 5～15 min 进行一次血压监测[12]。
7. 建议在脑出血后降低血压作为二级预防[14]。
8. 脑卒中后低血压的患者应积极寻找和处理原因，必要时可采用扩容升压措施。可静脉输注 0.9％氯化钠溶液纠正低血容量，处理可能引起心排血量减少的心脏问题[7]。
9. 如急性期血压骤降则提示病情危重，应及时给予多巴胺等药物[15]。

五、颅内压增高的管理

有研究表明脑出血患者颅内压的高变异性与其不良预后相关，脑出血患者早期的颅内压控制在合适的水平，可以改善患者的功能预后。

1. 应避免并及时处理引起颅内压增高的因素，如头颈部过度扭曲、激动、用力、发热、癫痫、呼吸道不通畅、咳嗽、便秘等[7]。
2. 颅内压升高者，应卧床，适度抬高床头，严密观察生命体征[12]。
3. 甘露醇和高张盐水可明显减轻脑水肿、降低颅内压、减少脑疝的发生风险。可根据患者的具体情况选择药物种类、治疗剂量及给药次数，必要时也可选用甘油果糖或呋塞米。同时，注意监测心肾及电解质情况[12]。
4. 控制脑水肿策略

（1）20％甘露醇：每次 125～250 ml，每 6～8 h 1 次，

疗程 7～10 天，如有脑疝形成征象，可快速加压经静脉推注。冠心病、心肌梗死、心力衰竭和肾功能不全者慎用。

(2) 呋塞米：每次 40 mg，每天 2～4 次静脉注射，常与甘露醇合用，增强脱水效果。

(3) 甘油果糖：静脉滴注，成人一般每次 200～500 ml，每天 1～2 次，200 ml 需 2.5～3 h 滴完，疗程 1～2 周。剂量可视年龄和症状调整，宜在症状较轻或好转期使用，用量过大或过快易发生溶血[15]。

六、体温管理

发热是人体的一种适应性防御机制，然而，在脑出血患者中，发热可能会引起继发性脑损伤。发热会增加脑代谢需求，加重缺血损伤，导致脑血管舒张，最终加重颅内压，与较差的功能结局、较高的发病率和死亡率相关。因此，脑出血患者的体温调控至关重要。在所有脑出血病例中，大约有一半发热是由感染引起的。

1. 偏瘫患者健侧和患侧均可测温，且无明显差异[6]。
2. 体温监测包括体表温度和核心温度。体表温度测量时，首选腋温进行测量[6]。
3. 虽然核心温度监测的“金标准”是肺动脉导管的温度测量，但护士操作困难，因此推荐使用不受室温影响、又来自痔动脉有丰富血供的直肠温度，作为临床核心体温测量的标准[6]。
4. 医务人员应该注意，口腔、膀胱、直肠的温度通常低于大脑温度（大脑温度与直肠温度差为 0.1～2℃），当患者发热时这个梯度会更大[16]。
5. 预防性的体温管理有额外的风险，例如掩盖与感染有关的发热，因此应该避免[17]。

6. 脑出血患者出现发热时，应立即针对感染性病因进行适当的检查。排除感染后，当患者体温升高至37.5℃以上时，应启动有针对性的体温管理。这有助于避免预防性体温管理的缺陷，确保感染得到适当处理[17]。
7. 当考虑患者为神经源性发热时，如果解热剂不能在1 h内控制温度，应迅速启动有针对性的体温管理，并在有继发性脑损伤的可能时，长期维持治疗[17]。
8. 体温管理推荐的目标温度为36.5～37.5℃[17]。
9. 对于昏迷的自发性脑出血患者，建议考虑调控体温至35～37℃来降低颅内压[18]。
10. 建议使用先进的体温测量方法，以实现连续或近乎连续的温度测量和精确的温度控制[17]。
11. 急诊室的患者应至少每30 min监测一次体温；重症监护室及急性卒中单元的患者应至少每4 h监测一次体温；若已给予降温措施，则应至少每1 h监测一次体温，直到恢复正常体温[16]。
12. 可使用鼻内、体表、血管内体温调节装置，以更快地达到目标体温，提高达到目标体温的可能性[19]。
13. 物理降温措施（如冰袋、空气和水循环毯、水循环垫、冰盐水给药）对脑卒中患者的效果尚需进一步研究，这些措施不作为一线治疗方法[16]。
14. 对乙酰氨基酚（扑热息痛）被广泛应用于脑出血患者的发热和疼痛治疗，标准剂量通常是4 g/d，但研究显示这对控制脑损伤患者的发热通常是无效的。其他研究使用6 g/d的剂量，显示出轻微但很重要的体温下降。另一种解热剂布洛芬的疗效并不优于对乙酰氨基酚，而且可能会增加出血风险[20]。
15. 低血压是对乙酰氨基酚的一个公认的不良反应，急性脑卒中患者应注意用药过程中的血压变化[16]。

16. 寒战会加重脑代谢的压力，且会减弱体温管理的有益作用，因此，寒战应加以治疗。在寒战阶段，机体将尝试抵抗物理降温措施，并利用内源性产热机制达到较高的体温调定点。因此，寒战阶段应优先使用退热药物治疗，物理降温措施应与退热药物联合或随后使用[16]。
17. 对乙酰氨基酚、镇静剂（如右美托咪定）、阿片类药物（如哌替啶、曲马多和纳洛酮）、神经肌肉阻滞剂和 α_2 肾上腺素受体激动剂（如氯尼丁和右美托咪定）均已用于治疗寒战。建议采用逐步治疗方法，优先使用非镇定性治疗方法（对乙酰氨基酚，镁盐）[19]。药物的具体应用可能取决于患者的意识水平（如对乙酰氨基酚和氯尼丁可能更适合清醒的患者）或药物干预的风险（如氯尼丁可能导致心动过缓和低血压）[17]。
18. 推荐使用床旁寒战评估量表（Bedside Shiver Assessment Scale，BSAS）来进行寒战的标准化评估[19]。
19. 低温治疗脑出血的疗效和安全性还有待深入研究[20]。

七、血糖管理

脑出血患者入院时的高血糖与既往是否存在糖尿病无关，急性脑出血后高血糖可能由多种机制引起，如急性应激、激素改变、脑损伤引起的代谢改变等。越来越多的证据表明，高血糖可以增加卒中发生率，是卒中的独立危险因素，可预测脑出血患者的死亡风险和不良预后。而脑损伤后代谢需求增加，葡萄糖是大脑的主要能量来源，大脑特别容易受低血糖的影响。因此，卒中急性期血糖过高或过低均可使神经功能恢复更加缓慢，并发症更多，再发急性心脑血管疾病的风险更大，对卒中预后产生不良影响。

1. 入院血糖水平与脑出血后的早期死亡率相关。在没有糖尿病的患者中，住院血糖水平与远期死亡率相关[21]。

2. 目前，脑出血患者高血糖的最佳处理及目标血糖水平尚不明确，血糖值可控制在 7.7～10.0 mmol/L 的范围内[12]。
3. 入院前已经使用胰岛素的患者入院后应继续使用[22]。
4. 已确诊的 1 型糖尿病患者在任何时候都需要使用胰岛素，无论是皮下注射还是静脉注射，不应遗漏胰岛素的应用[22]。
5. 如果 1 型糖尿病患者不经口进食且不经肠内营养或者已经停止进食 2 h，则需要使用可变速率静脉注射胰岛素[22]。
6. 除非患者完全有能力管理胰岛素泵，否则应停止使用，并开始皮下注射胰岛素方案[22]。
7. 应用静脉注射胰岛素时发生低血糖事件的风险更高，应该尽量减少静脉注射胰岛素的应用[22]。
8. 如果血糖持续维持在＞12 mmol/L 的水平，则每次调整胰岛素剂量时，增加胰岛素剂量 2～4 IU 或 10％～20％。如出现酮症血症（＞3 mmol/L）或酮症尿症（＞2＋），应紧急进行可变速率静脉注射胰岛素及酮症酸中毒治疗[22]。
9. 连续鼻饲喂养且使用皮下注射胰岛素调控血糖的患者，需监测餐前血糖，并每 4～6 h 测量 1 次血糖[22]。
10. 如果是间歇喂养，应监测餐前血糖及餐后 2 h 血糖[22]。
11. 当使用可变速率静脉注射胰岛素时，应每小时监测血糖[22]。
12. 不建议粉碎口服降糖药物（如磺酰脲类药物）以管理肠道喂养期间的高血糖，因为可能会发生不可预测的吸收和管理困难，以及粉碎药物碎片堵塞鼻饲管道的风险。一旦停止肠内喂养，即患者能够安全吞咽时，

2 型糖尿病患者可以恢复口服药物治疗以控制高血糖[22]。

13. 随着进食频率和进食量的增加，皮下胰岛素剂量需要在每次使用时适当提高 10%～20%。有些人可能需要更大剂量的胰岛素量来达到足够的血糖控制[22]。
14. 如果发生低血糖或复发性高血糖，可能需要更频繁地记录血糖。例如，发生低血糖后每 15 min 测量 1 次血糖[22]。
15. 如果反复发生严重低血糖，可给予静脉输注 10%的葡萄糖，每小时 100 ml。10～15 min 后复查血糖，如血糖仍＜4 mmol/L，应给予进一步治疗，10 min 后复查血糖。根据患者反应增加葡萄糖的量。当血糖＞4 mmol/L 时，保证碳水化合物的供应[22]。
16. 当患者的进食意外停止时，且胰岛素已经或正在使用，医护人员应敏锐地意识到低血糖的风险。在这种禁食状态下，建议每小时测量一次血糖。建议在重新开始进食时，继续使用胰岛素[22]。
17. 如果患者在休息期间发生低血糖，患者可能需要减少基础胰岛素剂量[22]。
18. 对于脑出血患者，应尽快测量并监测血糖，对于血糖低于 3.3 mmol/L 的患者应该紧急给予补糖治疗，可给予 10%～20%葡萄糖注射治疗。也可选择口服补糖，但提升血糖速度较慢，且不能用于意识障碍或吞咽障碍等患者。纠正血糖的目标为正常血糖值即可，避免血糖过高[12]。
19. 当血糖大于 10.0 mmol/L 时应选择降糖治疗。在寻求血糖达标的同时，还应注重安全性，有效地避免血糖波动，减少低血糖尤其是严重急性低血糖的发生[23]。
20. 在保证不发生低血糖或其他严重不良反应的情况下，一些高血糖患者可选择更加严格的目标糖化血红蛋白水平（6.5%）（平均血浆葡萄糠为 7.8 mmol/L），这些患者可能也包括糖尿病病史短、预期寿命长及无严重心血管疾病的患者[23]。

21. 对于有严重低血糖事件发生史、预期寿命短、存在严重的微血管或大血管并发症、存在其他严重并发症，以及糖尿病病史长且应用包括胰岛素在内的多种药物都难以控制血糖的高血糖患者，可考虑将目标糖化血红蛋白水平提高为 8.0%（平均血浆葡萄糖为 10.2 mmol/L）[23]。
22. 对于任何类型的重症脑卒中患者，推荐当血糖持续大于 10.0 mmol/L 时应该给予持续静脉泵入胰岛素治疗，推荐目标血糖浓度为 7.8～10.0 mmol/L。目标血糖越接近以上范围低值，可能获益越大，对于部分患者，只要不发生严重低血糖，6.1～7.8 mmol/L 的血糖水平可能是合理的[23]。
23. 需要肠内喂养的脑卒中患者会有不同程度的神经损伤，这可能掩盖了低血糖的症状，脑卒中患者应警惕由于低血糖引起的嗜睡、行为古怪、说话困难或不协调[22]。
24. 有研究结果显示，血糖浓度下降与血肿体积扩大患者的比例降低有关[24]。

八、吞咽管理

吞咽困难的定义为上消化道吞咽障碍，包括吞咽效率和吞咽安全性的降低、动作时机延迟、动作范围缩小。吞咽功能减退可造成误吸、支气管痉挛、气道阻塞、窒息、脱水和营养不良。正规的吞咽困难筛查与较高的吞咽困难筛查依从率，可以显著降低发生肺炎的风险。

1. 无论脑卒中的严重程度如何，在开始口服食物或药物之前，应对所有患者进行吞咽困难的正式筛查，以降低肺炎的风险[1,25]。

2. 应由经专业训练的医务人员（语言治疗师、医师或护士）在入院 24 h 内进行筛查[11]。
3. 吞咽困难筛查的临床常用方法包括洼田饮水试验、吞咽障碍 7 级评价法、吞咽障碍程度分级、吞咽困难评价方法、标准吞咽功能评定量表（SSA）、苏格兰国家指南评定量表（SIG）、临床护理吞咽评估工具（CNSAT）等[6]。
4. 洼田饮水试验是应用最多的较为有效的方法，但在使用过程中需注意患者意识状态的评估，建议患者在 GCS 评估≥12 分时，方可进行饮水试验的评估[6]。本试验的敏感度>70%，特异度为 22%～66%[26]。
5. 有 1/3～1/2 的误吸患者为隐匿性误吸，需要进一步的仪器检查明确诊断[11]。
6. 洼田饮水试验评定为 3～5 级时，需根据患者病情采取经胃或肠管喂养，保证营养需求。当饮水试验评定为 1～2 级，可给予经口进食或拔除胃管[6]。
7. 吞咽困难患者如不能通过经口进食满足营养要求，应在发病后 1 周内尽早考虑给予经胃管喂养。需长期管饲的患者应定期复查[26]。
8. 2 周内应每天进行吞咽功能的监测，明确是否能快速恢复[11]。
9. 一旦发现吞咽困难，临床医生可以通过改变食物的稠度和液体黏度来进行干预以防止误吸[25]。采取代偿性进食方法（如调整姿势和手法等）以改善患者吞咽状况，可减少发生肺炎的风险[25]。
10. 所有吞咽障碍患者均应进行营养及水分摄入量的记录，定期监测患者体重变化[11]。
11. 对不能经口维持足够营养和水分的患者应考虑肠内营养，需长期胃肠营养者（>4 周）建议给予经皮内镜下胃造瘘喂养，需要长期管饲者应该定期评估营养状态和吞咽功能[11]。

12. 进食过程中需做好安全管理，经口进食患者要选择坐位或半卧位（30°～45°），头部前屈；偏瘫者患侧肩部垫软枕，照顾者位于患者健侧，进食后让患者保持该体位 30 min，管饲营养过程中床头抬高 30°。对于有误吸风险的患者床头放置警示牌[6]。
13. 吞咽困难的患者通常难以服用药物。胃管及胃造瘘管给药存在一些问题，如影响药物的药代动力学或药效、药物碎片堵塞或损伤鼻饲管，也可能产生药物相互作用。应咨询药剂中心以确定合适的给药方法[26]。
14. 应向患者本人及家属或护理人员提供关于吞咽困难管理的相关知识[26]。
15. 对于带鼻饲管出院的患者，应给予院外管理并定期随访[26]。
16. 应尽量避免使用已经将吞咽困难列为潜在不良反应的药物[26]。
17. 对脑卒中后吞咽困难患者进行神经肌肉刺激治疗的有效性及安全性尚缺乏可靠临床研究的指导，需进一步探索[26]。

九、尿便功能管理

脑卒中后发生膀胱和直肠功能障碍很常见。脑出血发生后不同观察时间的临床表现差异很大。脑出血急性期可以发生尿潴留，随时间迁延可恢复正常，或持续排尿困难或继发尿失禁。尿失禁是脑卒中后的一个常见问题，40%～60%的脑卒中患者在急性住院期会出现尿失禁。大部分脑卒中患者还会发生大便失禁，但是大多数在 2 周后消失，持续的大便失禁被认为是预后不良的指征。脑卒中后便秘和肠梗阻的发生要比大便失禁更常见。

1. 急性脑出血患者应常规进行膀胱功能评价，脑出血后尿流动力学检查是膀胱功能评价的方法之一[11]。
2. 所有可能影响储尿和（或）排尿神经调节过程的神经系统病变（包括中枢性、外周性），均可能影响膀胱和（或）尿道功能，病因隐匿者，应尽力寻找神经病变的原因[27]。
3. 排尿日记、尿流率、残余尿等非侵入性检查必须安排在侵入性检查之前[27]。
4. 进行尿常规、肾功能检查、尿细菌学检查、泌尿系统超声、泌尿系统 X 线平片、膀胱尿道造影检查、下尿路及盆底电生理检查，尽力寻找神经病变或缺陷的直接证据[27]。
5. 脑卒中患者在急性期留置尿管便于液体的管理，防止尿潴留，减少皮肤破溃[11]。
6. 间歇导尿是膀胱训练的一种重要方式，膀胱间歇性充盈与排空，有助于膀胱反射的恢复，是协助膀胱排空的金标准。间歇导尿具有实施原则、应用条件与标准方法，必须遵循[27]。
7. 使用 Foley 尿管超过 48 h 将增加尿道感染的危险性，建议尽早拔除；如果仍需使用，推荐使用有抗菌作用的导尿管如银合金涂层导尿管，而且也应尽早拔除[11]。
8. 建议为尿便障碍的患者制订和执行膀胱、肠道训练计划，即按时排尿便、提供充足的排尿便时间、为患者创建舒适的排尿便体位、改善排尿便环境等[11]。
9. 针灸疗法具有易于操作、痛苦小、经济等优点，可作为改善神经源性下尿路功能障碍的选择方法[27]。
10. 目前尚无针对脑卒中后神经源性膀胱的特效药物，现有药物也因其不良反应及并发症在卒中患者的临床应用中受到限制[27]。

11. 便秘患者可增加水和膳食纤维的摄入，加快胃肠通过时间，改善便秘。如果没有禁忌证，每天进水量维持在 2000～3000 ml；吞咽困难者尽早给予管饲喂养；进食有润肠作用及富含 B 族维生素的食物，以及新鲜蔬菜、水果等高纤维素食物[6]。
12. 便秘患者可使用大便软化剂、肠蠕动刺激剂或缓泻剂[6]。

十、深静脉血栓形成

深静脉血栓形成和与之相关的并发症肺栓塞，是脑出血后数周内非常严重的危险状况。当前应用的几种预防脑出血患者深静脉血栓形成的方法包括早期运动、间歇气压、弹力袜等[11]。

1. 所有脑卒中患者均应评价深静脉血栓形成的风险[11]。
2. 对于疑似患者，可进行 D-二聚体检测及多普勒超声检查[12]。
3. 鼓励患者尽早活动，抬高下肢；尽量避免下肢（尤其是瘫痪侧）静脉输液[7]。
4. 从入院之日起，脑出血患者应采用间歇性气压治疗，以预防深静脉血栓形成[1,14]。
5. 不推荐使用弹力袜预防深静脉血栓形成[14]。
6. 对于易发生深静脉血栓形成的高危患者（排除凝血功能障碍所致的脑出血患者），证实出血停止后可考虑皮下注射小剂量低分子量肝素或普通肝素预防深静脉血栓形成，但应注意出血的风险[12]。

十一、癫痫发作

脑出血患者与缺血性脑卒中患者相比，更容易发生癫痫发作，尤其是大脑皮质出血患者。在发病的 24 h 内，癫痫发作的风险最高（4.7%），并在之后有下降的趋势。

1. 研究表明，既往无癫痫病史的患者脑出血后出现癫痫发作，应该被视为一种不影响短期预后的症状，而不是一种并发症。因此不建议服用预防癫痫发作的药物[1,28]。
2. 精神状态改变的患者，如果脑电图显示癫痫发作，应使用抗癫痫药物治疗[1]。
3. 既往有癫痫病史的患者，癫痫临床发作应采用抗癫痫药物治疗[1]。

十二、早期康复

越来越多的证据表明，与缺血性脑卒中患者相比，脑出血患者在康复方面取得的获益更多且更快。一般来说，在脑出血后的前几周恢复速度更快，康复期可能会持续几个月。对于康复何时终止，尚无明确证据。认知、情绪、动机和社会支持都会影响康复效果。有效的康复训练能够减轻患者功能上的残疾，提高患者的满意度，加速脑卒中的康复进程，降低潜在的护理费用，节约社会资源。“一级康复”是指患者早期在医院急诊室或神经内科的常规治疗及早期康复治疗，“二级康复”是指患者在康复病房或康复中心进行的康复治疗，“三级康复”是指在社区或家中的继续康复治疗[11]。

1. 鉴于残疾发展的潜在严重性质和复杂模式以及越来越多的疗效证据，建议所有脑出血患者获得多学科康复[1]。
2. 脑卒中患者的综合评价对于选择治疗方案以及评价疗效都是十分必要的，评价卒中患者时，尽可能使用效度好、标准化的量表，以保证得到可信的资料，推荐使用美国国立卫生研究院卒中量表（NIHSS）[11]。

3. 建议在发病后最初 24 h 内应用 NIHSS 评价脑卒中的严重情况[11]。
4. 建议应用有效、标准的筛选工具，并由有经验的临床人员对患者总体情况、运动、感觉、认知、交流和吞咽障碍等进行筛选，根据结果来判断可能的疗效，决定护理级别，制订治疗方案，并将评价结果和预期结果告知患者及其家属[11]。
5. 在病情稳定时，应该尽早开始介入康复评价和康复护理措施，以期获得最佳的功能水平，减少并发症，并在出院后继续进行，以衔接并促进正在进行的康复[1,11]。
6. 一级康复多在发病后 14 天以内开始，此阶段多为卧床期，主要进行良肢位摆放、关节被动活动、早期床边坐位保持和坐位平衡训练[11]。
7. 脑卒中患者的康复训练强度要考虑到患者的体力、耐力和心肺功能情况，在条件许可的情况下，适当增加训练强度是有益的[11]。
8. 对于脑卒中肌力差的患者，在康复过程中应该针对相应的肌肉给予以下康复训练方法：①给予适当的渐进式抗阻训练，进行肌力强化训练；②肌电生物反馈疗法与常规康复治疗相结合；③功能电刺激治疗[11]。
9. 痉挛的治疗应该是阶梯式的，开始采用保守的疗法，如抗痉挛肢位的摆放、关节活动度训练、痉挛肌肉的牵拉和伸展、夹板疗法等，逐渐过渡到侵入式疗法。运动功能训练疗效不好，特别是全身性肌肉痉挛的患者，建议使用口服抗痉挛药物如巴氯芬、替扎尼定等治疗[11]。
10. 颅内压增高的脑出血患者应暂缓康复治疗[9]。

十三、认知障碍的治疗

脑卒中后出现的认知损害或痴呆称为卒中后认知障碍

或卒中后痴呆，主要表现为结构和视空间功能、记忆力、执行功能、定向力、注意力障碍等。

1. 进行早期认知功能筛查是十分必要的，详细的评价有助于确定损害的类型，并且指导康复小组为患者提供合适的针对性的认知康复方法[11]。
2. 建议应用简易精神状态检查（MMSE）、蒙特利尔认知评估量表（MoCA）、长谷川痴呆量表（HDS）和韦氏成人智力量表（WAIS）进行认知功能评定[11]。
3. 建议应用乙酰胆碱酯酶抑制剂来改善脑卒中后认知功能和全脑功能。应用钙通道阻滞剂尼莫地平来预防和延缓脑卒中后认知功能损害或痴呆的发生及发展[11]。
4. 可考虑应用N-甲基-D-天冬氨酸（NMDA）受体阻滞剂治疗血管性痴呆或认知障碍[11]。

十四、卒中后抑郁的治疗

卒中后抑郁（post stroke depression，PSD）是脑卒中后以持续情感低落、兴趣减退为主要特征的心境障碍，总体发生率高达40%～50%，其中约15%为重度抑郁，可伴严重自杀倾向甚至自杀行为。对卒中后抑郁进行早期积极治疗是非常必要的。

1. 所有脑卒中患者均应注意卒中后情绪障碍，在患者的全面评价中应涵盖心理史，包括患者病前性格特点、心理疾病、病前社会地位及相关社会支持情况[11]。
2. 建议应用汉密尔顿焦虑量表（HAMA）、汉密尔顿抑郁量表（HAMD）进行卒中后焦虑和抑郁筛查[11]。
3. 出现卒中后抑郁或情绪不稳的患者，可以使用选择性5-羟色胺再摄取抑制剂等抗抑郁药物治疗或心理治疗[11]。

（孙欣）

参考文献

[1] Hemphill JC, 3rd, Greenberg SM, Anderson CS, et al. Guidelines for the management of spontaneous intracerebral hemorrhage: a guideline for healthcare professionals from the American Heart Association/American Stroke Association. Stroke, 2015, 46 (7): 2032-2060.

[2] 国家卫生计生委脑卒中防治工程委员会. 中国脑出血诊疗指导规范（2015).

[3] Casaubon LK, Boulanger JM, Blacquiere D, et al. Canadian Stroke Best Practice Recommendations: Hyperacute Stroke Care Guidelines, Update 2015. International Journal of Stroke: Official Journal of the International Stroke Society, 2015, 10 (6): 924-940.

[4] European Stroke Initiative Executive Committee, EUSI Wrighting Committee. European Stroke Initiative Recommendations for Stroke Management-update 2003. Cerebrovascular Diseases (Basel, Switzerland), 2003, 16 (4): 311-337.

[5] Higgs A, McGrath BA, Goddard C, et al. Guidelines for the management of tracheal intubation in critically ill adults. Br J Anaesth, 2018, 120 (2): 323-352.

[6] 国家卫生计生委脑卒中防治工程委员会. 中国脑卒中护理指导规范（2016).

[7] 中华医学会神经病学分会. 中国急性缺血性脑卒中诊治指南 2018. 中华神经科杂志，2018，51 (9): 666-682.

[8] Jauch EC, Pineda JA, Hemphill JC. Emergency neurological life support: intracerebral hemorrhage. Neurocrit Care, 2015, 23 (Suppl 2): S83-93.

[9] Steiner T, Kaste M, Forsting M, et al. Recommendations for the management of intracranial haemorrhage-part I: spontaneous intracerebral haemorrhage. The European Stroke Initiative Writing Committee and the Writing Committee for the EUSI Executive Committee. Cerebrovascular Diseases (Basel, Switzer-

land)，2006，22（4）：294-316.

[10] Elmer J，Hou P，Wilcox SR，et al. Acute respiratory distress syndrome after spontaneous intracerebral hemorrhage. Crit Care Med，2013，41（8）：1992-2001.

[11] 张通. 中国脑卒中康复治疗指南（2011 完全版）. 中国医学前沿杂志（电子版），2012，4（6）：55-76.

[12] 中华医学会神经病学分会. 中国脑出血诊治指南（2014）. 中华神经科杂志，2015，48（6）：435-444.

[13] QureshiAI，PaleschYY，BarsanWG，et al. Intensive blood-pressure lowering in patients with acute cerebral hemorrhage. The New England Journal of Medicine，2016，375（11）：1033-1043.

[14] Steiner T，Al-Shahi Salman R，Beer R，et al. European Stroke Organisation（ESO）guidelines for the management of spontaneous intracerebral hemorrhage. International Journal of Stroke：Official Journal of the International Stroke Society，2014，9（7）：840-855.

[15] 出血性脑血管病诊疗指南. 中国临床医生，2009，37（8）：73-75.

[16] Thompson HJ. Evidence-base for fever interventions following stroke. Stroke，2015，46（5）：e98-e100.

[17] Andrews PJD，Verma V，Healy M，et al. Targeted temperature management in patients with intracerebral haemorrhage，subarachnoid haemorrhage，or acute ischaemic stroke：consensus recommendations. Br J Anaesth，2018，121（4）：768-775.

[18] Cariou A，Payen JF，Asehnoune K，et al. Targeted temperature management in the ICU：guidelines from a French expert panel. Anaesth Crit Care Pain Med，2018，37（5）：481-491.

[19] Madden LK，Hill M，May TL，et al. The implementation of targeted temperature management：an evidence-based guideline from the Neurocritical Care Society. Neurocrit Care，2017，27（3）：468-487.

[20] Doyle JF，Schortgen F. Should we treat pyrexia? And how do we do it? Crit Care，2016，20 (1)：303.

[21] Lee SH，Kim BJ，Bae HJ，et al. Effects of glucose level on early and long-term mortality after intracerebral haemorrhage：the Acute Brain Bleeding Analysis Study. Diabetologia，2010，53 (3)：429-434.

[22] Roberts AW，Penfold S. Glycaemic management during the inpatient enteral feeding of people with stroke and diabetes：Joint British Diabetes Societies for Inpatient Care. Diabet Med，2018，35 (8)：1027-1036.

[23] 国家卫生计生委脑卒中防治工程委员会. 中国脑卒中血糖管理指导规范. 糖尿病天地（临床），2016，10 (02)：55-58.

[24] Qureshi AI，Palesch YY，Martin R，et al. Association of serum glucose concentrations during acute hospitalization with hematoma expansion，perihematomal edema，and three month outcome among patients with intracerebral hemorrhage. Neurocrit Care，2011，15 (3)：428-435.

[25] Hinchey JA，Shephard T，Furie K，et al. Formal dysphagia screening protocols prevent pneumonia. Stroke，2005，36 (9)：1972-1976.

[26] Scottish Intercollegiate Guidelines Network. Management of patients with stroke：identification and management of dysphagia. A national clinical guideline. Stroke，Swallowing Disorders，2010.

[27] 王毅，赵耀瑞. 卒中后神经源性膀胱诊治专家共识. 中国卒中杂志，2016，11 (12)：1057-1066.

[28] De Herdt V，Dumont F，Henon H，et al. Early seizures in intracerebral hemorrhage：incidence，associated factors，and outcome. Neurology，2011，77：1794-1800.

第五章　脱水药物治疗

一、概述

脱水药物的使用应遵循以下原则：

- 根据临床症状和实际需要，决定脱水药物的用量及用法，并密切观察颅内压的动态变化，及时调整治疗方案。
- 有意识障碍者，提示病灶范围较大，中线结构已受影响，可给予20%甘露醇125 ml，静脉滴注，每4～6 h一次，并观察病情及意识障碍的动态改变，注意用药后症状是否缓解，以便调整用量和用药间隔时间。
- 若昏迷程度加深，腱反射和肌张力逐渐减低，出现对侧锥体束征或去大脑强直样反应时，为病灶扩大或中线结构移位加重的征象，除给予20%甘露醇250 ml静脉滴注进行积极的脱水治疗外，应加用呋塞米（速尿）40 mg，每日1～2次，以上两药可同时或交替使用。
- 脱水药物一般应用5～7天，若合并肺部感染或频繁癫痫发作，常因感染、中毒、缺氧等因素而使脑水肿加重，脱水药物的应用时间可适当延长。
- 避免应用低渗液体加重脑水肿，如5%或10%的糖水，必要时可加用高渗盐水。

- 应用脱水药物的过程中，既要注意是否已达到脱水的目的，又要预防过度脱水造成的不良反应，如血容量不足、低血压、电解质紊乱或肾功能损害等。存在恶性脑水肿危险者，及时请神经外科会诊[1-3]。

理想的脱水药物应具备以下特点：①起效迅速，降颅压持久，使用方便；②不进入组织细胞内及其间隙，因而不引起反跳现象；③能迅速经肾排出而发挥良好的利尿作用；④在体内迅速代谢，无毒性反应。

临床常用的脱水药物总结于表 5-1。

二、高渗脱水药

该类药物输入人体后，可提高渗透压，使之高于脑组织，造成血浆与脑组织之间的渗透压梯度，水就逆渗透压梯度移动，从脑组织移入血浆，使脑组织脱水，颅内压降低。这类药物主要包括 20％甘露醇、30％山梨醇、尿素、高渗葡萄糖等。

（一）甘露醇

甘露醇为单糖，作为低分子物质，不能透过血脑屏障，在体内不被代谢，经肾小球滤过后在肾小管内很少被重吸收，起到渗透利尿作用。甘露醇不易从毛细血管渗入组织，静脉输入体内后可迅速提高血浆渗透压，导致组织内水分进入血管内，从而减轻组织水肿[4]。大部分输入体内的甘露醇（97％）经肾小球迅速滤过，造成高渗透压，阻碍肾小管对水的再吸收，同时能扩张肾小动脉，增加肾血流量，从而产生利尿作用。一般 10～20 min 起效，2～3 h 达峰，持续 6～8 h。

表 5-1 临床常用脱水药物

药物名称	作用特点	用法及用量	不良反应
甘露醇	高渗性组织脱水药，脱水作用强，起效迅速	20%甘露醇 125～250 ml 快速静脉滴注，每 6～8 h 一次，5～7 天为宜	水和电解质紊乱，肾功能损伤，颅内压反跳，加重脑水肿、加重颅内出血
甘油果糖	高渗性脱水药，作用温和，不易引起反跳，可提供一定的热量，适用于肾功能不全者	250～500 ml 静脉滴注，1～2 次/日	注射部位局部疼痛、静脉炎等
白蛋白	原有脱水药不能有效减轻脑水肿或因其他原因不能使用常规脱水药时可考虑	急性期 20%白蛋白 10～20 g/d	寒战、发热、颜面潮红、皮疹、恶心、呕吐等症状，快速输注可引起血管超负荷导致肺水肿
高渗盐	有效降低颅内压，改善脑血流灌注，降颅压作用时间持久，安全性较高	3.0%或 7.5%高渗盐水 4～5 ml/kg，早期短时应用	电解质紊乱、心力衰竭、肾衰竭、出血倾向、静脉炎、颅内压反跳等
呋塞米	具有较强的利尿作用，通过有效降低外周循环血量减轻脑水肿，有肾保护作用，不良反应较少	20～40 mg 静脉推注，每 6～8 h一次，可与甘露醇交替使用，减轻两者不良反应	水和电解质紊乱、高尿酸血症、胃肠道反应、耳毒性等
β-七叶皂苷	适于长时间降颅压或肾功能不全者	5～10 mg，溶于 10%葡萄糖溶液或 0.9%氯化钠溶液静脉滴注	注射部位局部疼痛、静脉炎、皮疹、瘙痒等

1. 作用机制

甘露醇治疗急性脑卒中的机制是通过渗透性脱水作用，减少脑组织含水量，用药后使血浆渗透压形成了血-脑脊液间的渗透压差，水分从脑组织及脑脊液中移向血循环，由肾排出，使细胞内外液量减少，从而达到减轻脑水肿、降低颅内压的作用。还有研究表明甘露醇可通过暂时的血容量增加作用使脑血流量增加，从而使血液稀释及血黏度下降，改变了细胞的变形性，这些作用促进了组织水平的氧转运，最终使脑动脉血管反应性收缩，脑室内压下降。甘露醇还可减少脑脊液的分泌和增加其再吸收，最终使脑脊液含量减少，颅内压降低。

此外，甘露醇还是一种较强的自由基清除剂，能较快清除自由基连锁反应中毒性强、作用广泛的中介基团羟自由基，抑制神经细胞膜氧化，延缓生物膜损伤，减轻迟发性脑损伤[5]，故近年来有研究将甘露醇作为神经保护剂用于临床[6]。

2. 临床应用

（1）使用时机：血肿的扩大与血压增高的程度、凝血功能、出血部位及血肿形态等因素有关。从血管破裂出血开始直至与血肿内压力平衡，最后破口局部形成血栓而止血，此过程需要 2～6 h。在这段时间内应用甘露醇是危险的，因为高渗的甘露醇会逸漏至血肿内，血肿内渗透压随之增高，加剧血肿的扩大，并可能酿成恶果。但不能一概而论，要密切观察颅内压的动态变化，根据具体情况决定使用。

一旦怀疑有活动性出血，甘露醇的使用应十分慎重，只要有活动性颅内出血，甘露醇应用就是禁忌[7]。我国药典和甘露醇说明书均说明“活动性脑出血禁用”。活动性脑出血一般是指发病 24 h 之内的脑出血，根据病情在 24 h

后再开始使用甘露醇。对 24 h 内的脑出血，如果没有明显的脑水肿征象，可以先给予其他没有其禁忌证的降颅压药物，如甘油果糖等；对于出血量＜15 ml 的幕上脑出血患者以及小量丘脑出血意识障碍者，可以不用甘露醇；对于出血量在 15～30 ml 之间的无意识障碍者，不主张盲目使用甘露醇；对于出血量＞30 ml 的患者，应将甘露醇作为基础治疗手段。

研究者认为，大量脑出血患者病情凶险，占位效应明显，易引起脑疝而危及生命。此时机体处于过度应激状态，血压和颅内压均极度增高，使用甘露醇对继续出血的影响相对较小。中等量或小量脑出血患者病情进展相对缓慢，机体的缓冲代偿机制使得颅内压增高并不显著，临床症状相对较轻，24 h 内虽可出现水肿，但其突出矛盾为继续出血，后者是导致患者临床症状恶化的重要因素，早期治疗的重点是控制继续出血。发病后 24 h 血肿已稳定，进入脑水肿高发期，此时可用甘露醇减轻血肿周围脑水肿对微血管的压迫，改善血肿周围脑组织的缺血缺氧，清除氧自由基。

（2）用量和滴速：甘露醇的用量应根据血肿体积、水肿程度和颅内压、患者年龄、身体状况、血浆渗透压而定。血肿直径＞3 cm 以上者，每天应给予一定量的甘露醇。1999 年美国心脏协会建议每次 0.25～0.5 g/kg。急性脑血管病患者如未发生脑疝，适宜小剂量重复给药。反复大量应用甘露醇，势必引起血中甘露醇浓度和血浆渗透压增高，使患者死亡风险增大。易勇等[8]研究发现，0.5 g/kg 甘露醇足以使血浆渗透压增高到降低颅内压的程度，是推荐使用的可达到治疗目的的最低有效剂量。研究者发现，半量或全量 20% 甘露醇的脱水效果相同，为了减轻甘露醇的不良反应，宜采用半量 20% 甘露醇与呋塞米交替使用，既可减少甘露醇的用量和给药次数，又可避免颅内压“反跳”，延长脱水时间，避免并发症发生。对于中小剂量的脑出血，应使用小剂量甘露醇治疗。大剂量的脑出血，其主要矛盾是尽可能地把患者从死亡中挽救过来，因此要迅速降低颅内压，防止脑疝的发生，甘露醇应用至足量，可用到 250 ml/8 h、250 ml/6 h 或者 250 ml/4 h。

滴速越快，血浆渗透压就越高，脱水作用就越强，甘露醇输入速度以 10～15 ml/min 为宜，一般要求在 20 min 内滴完，但有心功能不全、冠心病、肾功能不全的患者，滴速过快可能导致致命性疾病的发生，因此要根据每个患者的不同情况而定。

甘露醇应在急需时短期使用，不能长期应用。观察甘露醇对血管源性脑水肿的治疗作用发现，短期应用水肿区缩小，而长期应用则相反，提示甘露醇只能短期应用 3～5 天。1999 年美国心脏协会脑出血处理指南建议，甘露醇不作预防性应用，急救时可短期应用，应用时间不宜超过 5 天。但有报道表明，使用甘露醇 2～3 周后血肿周围脑水肿通常逐渐减退或消退，但有些病例 4 周左右复查 CT 血肿虽大部分完全吸收，但血肿周围水肿仍较明显或还伴有占位效应，此时仍有使用甘露醇的指征。但在使用甘露醇治疗 ICH 的全过程中，都需密切观察肾功能变化，只要不出现肾功能障碍，甘露醇使用时间可适当延长。在临床上中小量脑出血者甘露醇应用不宜超过 10 天，大量脑出血者应不超过 15 天，否则过度使用，或无适应证使用，均属不当。

3. 不良反应

（1）加重脑水肿：甘露醇脱水降颅压有赖于血脑屏障的完整性，甘露醇只能移除正常脑组织内的水分，而对病损的脑组织不仅没有脱水作用，而且由于血脑屏障破坏，甘露醇可通过破裂的血管进入病灶区脑组织内，造成病灶内脑水肿形成速度加快，程度加重[9]。

（2）加重颅内出血：甘露醇使血肿外的脑组织脱水后，可使血肿与脑组织间的压力梯度迅速加大，脑组织支撑力下降，从而使早期血肿扩大。另一方面，由于甘露醇将脑组织液迅速吸收入血液内发生短时的高血容量，使血压进一步升高，加重活动性脑出血。

（3）急性肾损害与肾衰竭：甘露醇作为一种渗透性利尿剂，如果长期大剂量的使用可引起渗透性肾病，出现少尿、血尿、蛋白尿及血尿素氮、肌酐升高等肾损害。大剂量应用甘露醇时可致急性肾衰竭。有时常规应用也可能出现肾损害，尤其是老年患者，其肝、肾功能衰退，容易引起肾功能损害。甘露醇引起肾损害与肾衰竭的机制包括：①高渗透压对肾小管的损害作用。甘露醇进入人体后经肾小球滤过，使近球小管管腔内渗透压浓度升高，致肾小管细胞内水分外溢，细胞内发生脱水及生化代谢障碍，蛋白质及有机成分分解，引起肾小管细胞肿胀，甚至变性坏死，肾小管梗阻，导致肾功能损害甚至肾衰竭。②生理性肾小管-小球反馈机制。远端肾小管（致密斑）是根据抵达该部位小管液的流量和成分变化而对肾小球滤过率起反馈作用。小管液中排出的总溶质（电解质和非电解质）或小管液浓度增加，均可能成为该反馈通路的传入信号。甘露醇可损害水和溶质的重吸收，结果排入远端肾小管的水、钠、钾量增加，从而刺激远端肾小管感受器，导致肾小球滤过率下降而发生急性肾衰竭。也有研究认为，甘露醇在肾小管内的高渗透压使肾血管收缩，肾血流量下降，继发肾小球滤过率下降，导致急性肾衰竭[10]。

（4）电解质紊乱：甘露醇可导致电解质和水经肾排出体外，发生尿频或无尿、低钠、低钾、低氯等综合征。临床表现为头痛、恶心、呕吐、肌肉痉挛、惊厥、精神错乱等。

（5）局部组织坏死：静脉滴注甘露醇可发生局部肿胀，热敷后可消退。如果药物外漏较多，可引起组织坏死。

4. 用法及用量

按体重 0.25～2 g/kg，配成 15%～25%浓度于 20～60 min 内滴完。临床常用 20%甘露醇 125 ml 或 250 ml，每 4 h、6 h 或 8 h 一次。

（二）甘油果糖

甘油果糖为高渗性脱水药，为一种复方制剂（含甘油 25 g，果糖 12.5 g，氯化钠 2.25 g）。与甘露醇相比，本药起效慢，注射后（0.59±0.39）h 颅内压开始下降，2 h 左右达高峰，降颅压可持续（6.03±1.52）h，比甘露醇约长 2 h。治疗脑水肿时每次 250 ml，1～2 次/日。甘油果糖不增加肾的负担，一般无肾损伤作用。甘油果糖通过血脑屏障进入脑组织，还能参与脑代谢为其提供热量。由于甘油果糖起效慢，需要紧急降颅压的情况难以奏效，但它作用时间长，无反跳现象，可以与甘露醇交替使用。甘油果糖适用于有心功能障碍不能耐受快速静脉输注甘露醇、伴有肾功能损害、不需要立即获得降颅压挽救生命效果的情况。

不良反应包括瘙痒、皮疹、头痛、恶心、口渴和溶血现象。高钠血症、无尿和严重脱水者以及有遗传性果糖不耐受者禁用。

用法及用量：静脉滴注，250～500 ml，1～2 次/日，每 500 ml 需滴注 2～3 h，250 ml 需滴注 1～1.5 h。

（三）白蛋白

在我国，特别是肾功能障碍时，临床医师往往把白蛋白作为脱水治疗的优先选择，白蛋白是仅次于甘露醇、甘油果糖的脱水剂。《中国重症脑血管病管理共识（2015）》和《中国脑出血诊治指南（2014）》亦推荐白蛋白用于减轻脑水肿[11]，尤其适用于有肾功能损伤的患者。

1. 作用机制

输注白蛋白所起到的减轻脑水肿及其神经保护作用可能与以下机制相关：①扩张血管容量，降低血细胞比容，通过减低血液黏滞度及血流阻力和阻止血液中有形成分的聚集而改善脑损伤区血液循环，有效改善脑损伤后发生的脑血管痉挛，从而能明显减轻脑水肿。②血管内外水平衡调节取决于血浆蛋白形成的胶体渗透压，而白蛋白对血浆胶体渗透压的贡献率超过 80%。生理学家和肾病学家已经研究证实，随着血浆白蛋白浓度升高，胶体渗透压也升高，可促进清除血管外水分。使用白蛋白维持和提高血液中的胶体渗透压，能够及时有效地清除脑损伤后形成的脑水肿液。③白蛋白还可以通过抗氧化应激、保护内皮细胞功能、影响星形胶质细胞等血脑屏障相关细胞，发挥神经保护和抗脑水肿作用。

另外，白蛋白的半衰期长（约 20 天），能维持较长时间的脱水作用，并且作用温和，不易渗漏至脑循环外和因突然停药后出现反跳反应。

2. 临床应用

早期 Albright 等通过动物实验发现单独使用白蛋白并未能改善脑水肿，但是白蛋白联合利尿剂则可以减轻脑水肿、降低颅内压。现有的临床证据提示，临床上不宜单独应用白蛋白作为脑水肿的常规治疗，而白蛋白与其他脱水药、利尿剂联合应用是安全有效的[12]。

研究显示白蛋白具有多重脑保护作用，如抗感染、抗氧化等，用白蛋白治疗脑出血能明显改善患者的预后及生活质量。蒋苏莉等[13]认为白蛋白治疗能降低蛛网膜下腔出血患者脑血管痉挛及脑梗死的发生率，显著改善患者的预后。白蛋白在蛛网膜下腔出血患者应用的多中心引导性临床研究[14]结果显示，1.25 g/(kg·d)×7 d 治疗组未见明显的不良反应，与 0.625 g/(kg·d)×7 d 治疗组相比，倾向于获得更好的临床预后（OR = 3.051；95% CI，0.6586～14.1367)，然而差异无统计学意义，有待后续进行的第二阶段试验进一步评估疗效。临床观察白蛋白联合甘露醇治疗脑基底节区出血，比较神经功能缺损程度、每日脑水肿产生率、每日脑中线移位率、基本治愈率、显效率，结果显示白蛋白联合甘露醇治疗脑基底节区出血较单纯应用甘露醇疗效好。而对于脑干出血患者，给予白蛋白进行治疗，亦可有效降低格拉斯哥昏迷评分，提高格拉斯哥预后评分，极大地改善患者的预后。

临床前研究和单中心探索性临床研究已证明白蛋白在脑水肿患者治疗中的安全性和有效性，但相继几个设计更严格的多中心临床研究未发现白蛋白对于病死率和神经功能评分的改善作用，甚至部分研究还提示其可能增加肺水肿、脑出血等不良反应发生率。临床上应用白蛋白脱水常常联合利尿剂。这种治疗所表现出来的减轻脑水肿作用究竟来源于白蛋白还是利尿剂，以及白蛋白与利尿剂如何配比才能达到最佳治疗效果，仍然值得进一步研究。白蛋白的治疗剂量和疗程与疗效的关系如何，是否与患者血浆白蛋白水平有关，目前尚没有相关研究证实。综上所述，在现有临床证据的前提下，尚不支持在出血性脑卒中所致脑水肿患者中常规单独应用白蛋白。

3. 不良反应

不良反应包括寒战、发热、颜面潮红、皮疹、恶心、呕吐等症状，快速输注可引起血管超负荷导致肺水肿。对白蛋白严重过敏者以及高血压、急性心脏病、正常血容量及高血容量的心力衰竭和严重贫血患者禁用。

4. 用法及用量

一般用量为20%人血白蛋白每次10 g，每日1～2次。滴速应根据个人状态和适应证来调整，一般为1～2 ml/min。

(四) 高渗盐

高渗盐是指浓度高于0.9%的氯化钠溶液，即高张盐液。20世纪80年代，通过动物实验和临床研究开始重新认识高渗盐治疗颅内高压的临床作用和药学机制。近年来有关高渗盐用于神经科临床实践的研究和报道逐年增多[15]。

1. 作用机制

研究表明高渗盐具有渗透性、血管调节、血液流变学、神经化学和免疫调节等性质[16]。

(1) 渗透梯度效应：高渗盐之所以能够降低颅内压、减轻脑水肿，是因为血脑屏障对 Na^+ 的通透性很低，这与甘露醇相同。高渗盐可以建立有效的渗透梯度，促使脑、组织内的水分转移到血管内，起到脱水作用，从而减轻脑水肿，降低颅内压。

(2) 改善脑血流：使用高渗盐后脑血管内皮细胞和红细胞脱水，从而改善血管内皮细胞水肿，增加红细胞变形能力，降低毛细血管阻力和血液黏度，改善脑组织微循环，增加脑组织灌注和氧供。高渗盐是有效的血容量扩张剂，能改善和维持平均动脉压，增加心排血量，从而改善脑灌注压。高渗盐还能刺激心房利钠肽释放，抑制血管加压素的分泌，达到增加脑血流量的作用。

(3) 免疫调节作用及其他作用：脑水肿诱发脑组织急性炎症反应，表现为炎性细胞聚集、浸润，微循环血管扩张和血管内皮细胞损伤。高渗盐可降低中性粒细胞在血管内的黏附、激活，减少氧自由基和细胞因子释放，减轻血管内皮损伤。高渗盐还可以通过调节细胞内外电解质浓度(主要是 Na^+ 和 Cl^- 浓度)，来协助调节脑组织的静息电位，理论上细胞膜的稳定性可促进血脑屏障的完整性。

2. 临床应用

目前常用的高渗盐溶液浓度有 3.0%、5.0%、7.5%、10.0%、23.4%。应用高渗盐的剂量从 1.0～5.0 ml/kg 不等[17]。使用高渗盐脱水治疗的理想浓度目前尚无统一定论，有研究表明，23.4%高渗盐降低颅内压的作用最强，3%高渗盐的持续时间最长。而浓度为 7.5%的高渗盐最为常用，因为 7.5%浓度是安全范围内渗透压的上限，浓度过高明显增加并发症，浓度过低则渗透压不够，影响疗效。

对高渗盐的应用时机尚无系统研究。大多数学者采用的是颅内压高于 20 mmHg (1 mmHg＝0.1333 kPa) 时给予高渗盐。一般认为，应早期单次或重复快速滴注，但对高渗盐的连续长时程应用还有不同的观点。Froelich 等[18]观察了神经外科 ICU 中以 1.5 ml/kg 连续使用 3%高渗盐治疗后的高钠血症、急性肾衰竭、感染和深静脉血栓形成的发生率，认为只要密切监测血钠水平，在严重脑损伤患者中连续使用高渗盐是安全的。但 Suarez 等[19]发现，脑外伤患者中高渗盐连续输注治疗后的住院病死率高于其他疗法，认为存在广泛血脑屏障破坏时，较长时间连续输注高渗盐可能会产生不良后果。

高渗盐的应用途径多采用经大静脉或中心静脉注射。高渗盐的输注方式有持续静脉输注、重复静脉注入、一次性静脉注入。研究显示，单次静脉滴注高渗盐同样有效，但作用的持续时间较持续静脉滴注持续时间短，这可能与应用高渗盐后立即输注等渗盐水引起稀释作用及渗透压梯度逐渐消失有关。

高渗盐用于治疗急性脑水肿的安全性和有效性已得

到广泛证实，具有降低颅内压、改善脑水肿、增加脑灌注压的效果，可以在一定程度上替代甘露醇治疗急性脑水肿，尤其是对于甘露醇不能控制的颅内压增高。但是高渗盐的浓度选择和给药方式以及给药时机目前尚无统一定论，还需要大量的医学实验和临床研究进一步验证。

3. 不良反应

高渗盐的不良反应包括高渗状态、电解质紊乱、充血性心力衰竭、弥散性血管内凝血、急性肾衰竭、静脉炎、脑桥中央髓鞘溶解、颅内压反跳等[20]。大多数不良反应与输液速度和剂量有关，大剂量静脉滴注高渗盐会导致血液稀释，可使血小板聚集能力下降进而导致凝血障碍。持续高渗盐治疗的患者往往伴有细胞内 Na^+ 超载，远端肾小管通过增加 K^+-Na^+ 交换以保持平衡，常导致低钾血症的发生。因此，使用高渗盐治疗过程中应注意随访血电解质，及时纠正电解质紊乱。

三、利尿剂

利尿剂是治疗脑水肿的辅助药物，常与脱水药联合使用，以减少脱水药的用量。利尿剂主要是通过利尿作用使机体脱水，从而间接地使脑组织脱水；同时，还可抑制 Na^+ 进入正常和损伤的脑组织与脑脊液，降低脑脊液的形成速率，减轻脑水肿。临床上常用的利尿剂有呋塞米及托拉塞米。二者均能有效抑制髓袢升支对 Na^+、Cl^- 的重吸收作用，使细胞快速脱水，进而促进尿液排出，发挥利尿作用，缓解细胞水肿现象，对疾病进行治疗。

呋塞米多应用于充血性心力衰竭和水肿的治疗中，属于高效能利尿剂，将其应用于急性脑出血中具有较好的临床效果。但临床研究显示，大剂量或长期应用时，易出现休克、水和电解质紊乱、腹泻等不良反应。

托拉塞米作为一种高效髓袢利尿剂，其适应证广泛，具有较强且持久的利尿作用，不良反应发生较少。该药主要作用于髓袢升支粗段，可抑制髓质部和皮质部对 Cl^- 的重吸收，从而促进排尿。相较于呋塞米，托拉塞米具有以下优势：①利尿作用更强，其作用强度是呋塞米的 2 倍。②起效更快，患者静脉用药 10 min 即可起效，达峰时间 1～2 h。③药效较为持久，持续时间可达到 5～8 h。④安全性及耐受性好，可通过人体肝和肾进行双通道代谢，能够有效缓解药物储蓄和肾负担，患者长期使用耐受性好，不易产生利尿抵抗；而且，托拉塞米具有内源性抗醛固酮的作用，其导致水电解质紊乱的概率要低于呋塞米。

用法及用量：呋塞米或托拉塞米 20～40 mg，每 6 h、8 h 或 12 h 一次，静脉推注。

四、其他

（一）七叶皂苷

七叶皂苷钠是在娑罗子中提取的含酯键的三萜皂苷，不仅具有类皮质激素样抗渗出、抗炎、消除肿胀及对抗炎性介质的作用，还能够稳定血管内皮细胞、提高静脉张力、清除自由基、改善微循环。同时，七叶皂苷钠无利尿作用，属于非渗透性脱水，作用时间持久，用药与停药后无脑水肿反跳症状，因此可以持久改善脑水肿，也不会导致水电解质紊乱，进一步保证了脑细胞的恢复效果[21]。

不良反应包括静脉炎、过敏反应。肾损伤及急、慢性肾功能不全患者、孕妇禁用。

用法及用量：0.1～0.4 mg/(kg·d) 或 5～10 mg，溶于 250 ml 0.9%氯化钠溶液或 10%葡萄糖溶液，静脉滴注，1 次/日。或者 5～10 mg 溶于 10～20 ml 0.9%氯化钠溶液或 10%葡萄糖溶液，静脉推注。极量 20 mg/d，疗程 7～10 天。

（二）糖皮质激素

糖皮质激素具有抗炎、调节钙平衡、改善微循环、保护血脑屏障及减轻脑水肿等作用。用糖皮质激素治疗脑瘤相关的血管性水肿可取得良好效果，但用该药治疗缺血性脑卒中或脑出血的效果不显著。

（三）依达拉奉

自由基可引起脂质过氧化，导致细胞损伤，还可增加细胞膜的通透性，引起细胞肿胀、坏死，甚至可损伤血管内皮细胞，导致血管持续扩张。依达拉奉是自由基清除剂。该药可穿透血脑屏障，发挥清除自由基、抑制血管内皮细胞损伤、抑制神经细胞死亡、减少毒素蓄积及防治脑水肿的功效，从而改善脑水肿患者的神经功能，提高其日常生活能力[22]。

不良反应包括肝功能异常、皮疹、急性肾衰竭、血小板减少、弥散性血管内凝血。重度肾衰竭患者、孕妇、有妊娠可能或哺乳期妇女禁用。

用法及用量：静脉滴注，30 mg，2 次/日，加入适量生理盐水中稀释，30 min 内滴完，14 天为一个疗程。

（四）阿片类药物

在脑损伤发生时，人体中 β-内啡肽的含量可急剧升高。β-内啡肽是一种强烈的阿片受体激动剂，可减少大脑中血液的供应量，加重脑缺血缺氧的状态，引起颅内压升高和脑组织的不可逆性损伤。β-内啡肽的水平与脑水肿的程度有关，即患者脑水肿的程度越重，其机体中β-内啡肽的含量就越高。纳洛酮是一种非选择性的阿片受体拮抗剂，具有保护脑组织、清除自由基、减轻脑水肿等作用。纳洛酮直接作用于神经细胞，通过抑制蛋白质水解、稳定溶酶体膜、抑制脂质氧化、稳定细胞膜对 Ca^{2+} 的通透性、增加环磷酸腺苷含量等，改善细胞代谢水平。急性脑出血早期应用纳洛酮，可以维持血压和脑灌注压，控制颅内压，减轻脑水肿，改善脑代谢，特别是对脑损伤导致的昏迷和呼吸抑制，纳洛酮有快速逆转意识障碍、解除呼吸抑制的作用[17]。

（马青峰　王媛）

参考文献

[1] 中华医学会神经外科学分会，中国医师协会急诊医师分会，国家卫生和计划生育委员会脑卒中筛查与防治工程委员会. 自发性脑出血诊断治疗中国多学科专家共识. 中华急诊医学杂志，2015，24（12）：1319-1323.

[2] Broderick JP，Adams HP，Jr.，Barsan W，et al. Guidelines for the management of spontaneous intracerebral hemorrhage：a statement for healthcare professionals from a special writing group of the Stroke Council，American Heart Association. Stroke，1999，30（4）：905-915.

[3]《脑出血后脑水肿管理专家共识》专家组. 脑出血后脑水肿管理专家共识. 实用心脑肺血管病杂志，2017，25（8）：1-6.

[4] 王文静，郭无瑕. 甘露醇治疗脑出血的药理学机制和临床应用探述. 中西医结合心血管病电子杂志，2016，4（32）：93-94.

[5] 聂红霞，杨友松. 甘露醇治疗脑出血的药理学机制和临床应用. 国际脑血管病杂志，2009，17（2）：115-117.

[6] 史卫忠，赵志刚. 甘露醇的临床合理使用. 药品评价，2010，7

（6）：54-56，60.
［7］祖玮. 甘露醇在脑出血治疗中的相关问题及预防. 中国实用医药，2010，5（13）：178-179.
［8］易勇，刘盛君，唐文渊. 不同剂量的甘露醇对血浆渗透压的影响. 中国临床神经外科杂志，2007，12（4）：220-222.
［9］Kaufmann AM，Cardoso ER. Aggravation of vasogenic cerebral edema by multiple-dose mannitol. J Neurosurg，1992，77（4）：584-589.
［10］赵忠新，邵福源. 甘露醇在急性脑血管疾病时的应用及注意事项. 中国新药与临床杂志，1999，18（2）：111-113.
［11］韦斯军. 人血白蛋白在脑部疾病中的临床应用研究现状. 中国社区医师，2017，33（21）：10-11，13.
［12］江稳强，张铁钦，曾红科. 人血白蛋白防治脑水肿的现状与展望. 中华急诊医学杂志，2016，25（12）：1219-1222.
［13］蒋苏莉，程谦涛，薛刘军，等. 人血白蛋白对蛛网膜下腔出血后脑血管痉挛、脑梗死及其预后的影响. 临床神经病学杂志，2013，26（6）：442-444.
［14］Suarez JI，Martin RH，Calvillo E，et al. The albumin in subarachnoid hemorrhage（ALISAH）multicenter pilot clinical trial：safety and neurologic outcomes. J Stroke，2012，43（3）：683-690.
［15］毛霄鹏，冯东侠. 高渗盐水治疗脑水肿和颅内高压的现状及展望. 临床神经外科杂志，2006，3（4）：188-190.
［16］薛丽平，梁新强，刘亚虎. 高渗盐水治疗急性脑水肿的研究进展. 中国医学创新，2017，14（34）：143-145.
［17］刘雨竹. 高渗性盐水在脑出血治疗的应用与研究. 吉林医学，2012，33（23）：5072-5073.
［18］Froelich M，Ni Q，Wess C，et al. Continuous hypertonic saline therapy and the occurrence of complications in neurocritically ill patients. Critical Care Medicine，2009，37（4）：1433-1441.
［19］Qureshi AI，Suarez JI，Castro A，et al. Use of hypertonic saline/acetate infusion in treatment of cerebral edema in patients

with head trauma：experience at a single center. The Journal of trauma & Acute Care Surgery，1999，47（4）：659-665.

[20] 殷民，房桂青. 高渗脱水药物的临床应用问题. 中国中西医结合学会神经科专业委员会第七次学术会议论文集，2009：340-343.

[21] 刘颖，苏娜，胡巧织，等. 七叶皂苷联合依达拉奉治疗脑出血有效性和安全性的meta分析. 药物流行病学杂志，2017，26（5）：314-318.

[22] 谢青，顾力华. 用药物治疗脑水肿的研究进展. 当代医药论丛，2018，16（6）：56-58.

第六章　止血药物治疗

一、治疗现状及背景

脑出血（ICH）目前还没有确切有效的治疗方法，其主要的治疗方式包括内科治疗及外科手术干预，临床上大多数患者仍以内科治疗为主，如果病情危重或有继发病因，且具备手术适应证者，可考虑行外科手术治疗。内科治疗在急性期通常给予降压及脱水降颅压治疗，而对于是否使用止血药物仍有较大争议，因为止血药物是把“双刃剑”，可控制血肿扩大减少再出血，但也会继发缺血性事件发生的风险。目前的观点认为当有明确的凝血功能障碍，可相对积极地使用止血药物，以利于尽快纠正凝血功能障碍而达到止血目的；但对于凝血功能正常的 ICH 患者，是否应用止血药物目前的研究尚无准确定论，故现有的各国指南也均不积极推荐。

二、止血药物治疗的机制

以往的观点认为 ICH 后数分钟内由于周围组织结构对血肿的挤压及血肿内凝血的形成，出血会很快停止，而早期患者神经功能的恶化主要是由于出血病灶周围继发的脑水肿造成。但后来研究者发现在 ICH 的超急性期内血肿会进一步扩大，且早期血肿扩大与 ICH 患者病情恶化明确相关。一般将 ICH 后血肿扩大定义为血肿体积较基线头颅 CT 血肿量增加 33%或绝对量增加 6 ml 以上[1]。血肿扩大最常发生在 ICH 后最初的 24 h 内，特别是 6 h 的超急性期[2]。

Brott 等[3]对发病 3 h 内的 ICH 患者进行了前瞻性观察性研究，主要观察 ICH 后早期血肿随时间扩大的情况。结果发现，首次 CT 检查的 ICH 患者 1 h 内复查 CT 时 26%的患者血肿扩大超过 33%，而 1 h 后至 20 h 内复查 CT 12%的患者可见血肿扩大，而且该研究结果也进一步提示血肿体积增大与神经功能减退有关。而在其他通过 CT 随访的前瞻性或回顾性研究中显示[2,4-5]，3 h 内进行首次 CT 检查的 ICH 患者，18%～38%可见血肿扩大；而 6 h 内进行脑血管造影的 ICH 患者中 30%～46%存在造影剂外漏。这些研究结论均提示 ICH 超急性期存在血肿继续扩大的风险，而血肿体积的扩大不仅会导致患者神经功能减退，也是 ICH 患者病死率的独立预测因素及早期意识障碍恶化的重要原因[2]。

可见，有效地控制血肿持续增加与良好的预后相关，而对于 ICH 的止血药物治疗机制就在于出血的超急性期止血药物可能缩小血肿体积，改善临床预后。有研究比较了 ICH 后超急性期不同时间段血肿扩大情况，结果显示在起病 0～3 h、3～6 h 和 6～24 h 血肿扩大发生率逐渐减少，而 24 h 后极少出现血肿扩大[6]。因此，理论上而言，ICH 的止血治疗应越早越好，争分夺秒，如同缺血性脑卒中患者的溶栓治疗。应尽量在出血后 6 h 之内进行止血治疗，其中以在 3 h 内时间窗效果最佳，6～24 h 后的患者如果存在血肿扩大的危险因素也可采取止血治疗，但 24 h 后止血一般意义不大。

三、止血药物类型及相关的研究

理想的止血药物应具备以下条件：①能增强凝血功能

正常患者的止血功能；②在内皮细胞破裂或血管损害的局部起作用；③具有抗纤溶作用；④起效快，半衰期短，无全身不良反应。

对于凝血功能正常的ICH患者，目前临床上可选用的止血剂包括：重组活化因子Ⅶ（recombinant activated factor Ⅶ，fⅦa）、抗纤维蛋白溶解药物——氨甲环酸（tranexamic acid，TXA）（也称为止血环酸）和ε-氨基已酸（epsilon-aminocaproic acid，EACA）、抑肽酶。其中，研究最多的止血药物是fⅦa与TXA。

（一）重组活化因子Ⅶ（fⅦa）

fⅦa是一种重组复合物，与人体内活化的因子Ⅶ完全一致，都是包括406个氨基酸的双链结构，血浆半衰期为2～3 h。正常情况下因子Ⅶ只有1％以激活的形式存在于血液循环，与暴露的组织因子形成复合物。fⅦa-组织因子复合物可激活Ⅹ-Ⅹa的转换，Ⅹa反过来使凝血酶原转化为凝血酶最终起到止血效果。fⅦa还能使这一级联反应过程放大，并且能在缺乏组织因子的情况下，在活化的血小板表面催化因子Ⅹ-Ⅹa的转化。

起初在1988年，fⅦa第一次成功地用于血友病患者的治疗。后来，前瞻性研究证实了fⅦa用于血友病患者的有效性和安全性。同时，大量的临床研究报道fⅦa也能用于因口服抗凝药、肝脏疾病所致以及凝血功能正常患者的出血的治疗和预防。

有证据表明fⅦa能够促进凝血功能正常患者的止血过程，且起效快、半衰期短，这对在ICH急性期阻止血肿进一步扩大具有很好的应用前景。另外，由于fⅦa仅在血管损伤处形成组织因子复合物，所以其血栓并发症形成的可能性也很小，该药是目前研究最多的针对于自发性ICH的止血药物，其临床应用受到广泛关注。

近些年来，关于 fⅦa 用于治疗 ICH 的几个高质量的随机对照试验（RCT）及 meta 分析如下。

（1）FAST Ⅱ期试验[7]：2005 年 Mayer 等发表了一项随机、双盲、安慰剂对照的Ⅱ期临床试验（FAST Ⅱ trial），其目的是观察 fⅦa 在 ICH 后是否能够促进凝血，阻止血肿体积扩大。该试验纳入 399 例发病 3 h 的 ICH 患者，分别给予安慰剂及 40 μg/kg、80 μg/kg、160 μg/kg 的 fⅦa。所有患者在接受治疗前及治疗后 24 h 进行脑 CT 扫描，明确基线血肿体积及血肿扩大情况。最终安慰剂组患者平均血肿增大 29%，而不同剂量 fⅦa 治疗组的血肿增大分别为 16%（40 μg/kg）、14%（80 μg/kg）和 11%（160 μg/kg）。另外，接受安慰剂的患者 90 天死亡率为 29%，而 fⅦa 治疗组总体死亡率只为 18%；在血栓事件并发症方面，7%的 fⅦa 治疗患者出现严重的血栓栓塞性不良事件，主要是心肌梗死或脑梗死，而安慰剂组为 2%，但两者对比无显著差异（$P=0.12$）。最终研究者指出，尽管血栓栓塞性不良事件的发生率略有增加，但在 ICH 发病后 4 h 内用 fⅦa 治疗可限制血肿的扩大，降低死亡率，并改善 90 天的功能预后。可以说，这个研究给 ICH 急性期止血治疗带来了曙光。

（2）FAST Ⅲ期试验[8]：继 FAST Ⅱ期试验之后，同一研究团队于 2008 年发表了 FAST Ⅲ期临床试验（FAST Ⅲ trial）的成果，该研究结果提示与安慰剂组对比，20 μg/kg 和 80 μg/kg 治疗组在 ICH 后 24 h 评估血肿扩大的结果与Ⅱ期试验相似。然而，3 个月后安慰剂组、20 μg/kg 治疗组和 80 μg/kg 治疗组患者的不良预后率分别为 24%、26%和 29%。三组患者血栓栓塞性严重不良事件的总发生率相似，但接受 80 μg/kg 治疗组的动脉血栓栓塞事件发生率比安慰剂组更频繁（9% *vs.* 4%，$P=0.04$）。因此，尽管该试验证实，fⅦa 治疗可有效预防血肿扩大，但在 ICH 后期的功能预后方面并无明确疗效。可以说，这个扩大样本量的Ⅲ期研究又给 ICH 急性期止血治疗蒙上了阴影。但 FAST Ⅲ期试验的亚组数据分析显示，对于特定的 ICH 人群（年龄≤70 岁、基线血肿量＜60 ml、基线脑室出血量＜5 ml、从出血到治疗时间≤2.5 h）可从 fⅦa 治疗（80 μg/kg）中获益[9]。

（3）fⅦa 剂量递增的 RCT 研究[10]：在 2008 年发表的一项 fⅦa 剂量递增的 RCT 研究中首次评估了五个逐步增加的剂量（40 μg/kg、80 μg/kg、120 μg/kg、160 μg/kg 和 200 μg/kg）与安慰剂对照的结果。最终结果提示，治疗组的死亡率或不良事件的数量和类型未检测到显著差异。在第 3 天常规进行的超声检测中，无症状的深静脉血栓形成在 fⅦa 治疗组中比安慰剂组更常见（8% *vs.* 3%），而且剂量的递增并未显示出限制 ICH 血肿体积增加的趋势。

（4）2010 年的 meta 分析[11]：尽管 fⅦa 可以减少 ICH 血肿体积的增加，但是用 fⅦa 或安慰剂治疗患者的死亡率、改良 Rankin 量表（mRS）评分或扩展的格拉斯哥预后量表评分（GOS-E）没有显著差异。用 fⅦa 治疗的患者动脉血栓栓塞事件显著增加，且自发性 ICH 和创伤性 ICH 患者的深静脉血栓形成也有所增加。总之，fⅦa 的使用减少了血肿的生长，但并未改善患者的生存或功能结局，且 fⅦa 增加了动脉血栓栓塞事件的发生率。

（二）氨甲环酸（TXA）

纤溶现象与机体在生理或病理状态下的纤维蛋白分解、血管通透性增加等有关，亦与纤溶引起的机体反应、各种出血症状及变态反应等的发生和发展相关。TXA 作为抗纤溶药物，其本质是一种赖氨酸合成衍生物，通过对结合于纤溶酶原分子上赖氨酸的可逆性阻断，从而阻止纤维蛋白分解而起到止血作用。此药最早是在1950年由日本药物学家冈本歌子（Utako Okamoto）在寻找止血药的过程中发现的，其在临床上是一种被广泛使用的止血药物，主要用于全身或局部纤溶亢进所致的出血。

最近几年，关于氨甲环酸用于治疗ICH的几个大型研究如下。

（1）CRASH-2研究[12]：这是一项多中心、前瞻性、安慰剂对照的随机研究，主要是研究TXA对于创伤性出血的影响。该研究入组20 211例患者，结果发现相较于安慰剂组，TXA组全因死亡率显著下降（14.5% *vs.* 16%），因出血所致死亡率亦显著下降（4.9% *vs.* 5.7%），且TXA不增加致死或非致死性血管阻塞性并发症的发生率。创伤后早期（<1 h）应用TXA可显著降低因出血所致的死亡风险（5.3% *vs.* 7.7%）。目前，旨在探索创伤性颅脑损伤患者应用TXA的CRASH-3研究正在进行中，而该研究中的亚组研究CRASH-3 IBMS旨在对比分析TXA对于颅脑创伤患者ICH的影响及因应用该药所继发的脑缺血并发症，此研究结论更值得期待。

（2）TICH-2研究[13]：该研究是一项来自12个国家共124个医院参与的国际化、安慰剂对照的随机试验。所纳入患者是在发病8 h内的出血性脑卒中患者，所有患者按1：1比例被随机分配至TXA治疗组或安慰剂组。主要观察90天时的功能预后（利用mRS评分评价）。该研究最终纳入2325患者。研究结果显示，尽管接受TXA的患者短期内死亡率及不良事件发生率较对照组减少，但两组患者在ICH后90天的功能状态没有显著差异。因此，该研究建议以后需要更大规模的随机试验来证实或反驳TXA在治疗ICH中的临床疗效。

（3）AUStralasia研究[14]：该研究是一项进行中的多

中心、前瞻性、1∶1随机分组、双盲、安慰剂对照Ⅱ期临床试验。该研究基于多项观察指标（格拉斯哥昏迷量表＞7分，ICH出血量＜70 ml，未确定ICH的继发原因，前12月未发生血栓事件，无计划手术）来判断血肿再扩大高风险患者应用TXA（用药方法：1 g 10 min推注，然后1 g 8 h输注）的临床效果，我们期待其研究结果。

（4）2018年meta分析[15]：该分析共纳入既往关于TXA治疗自发性颅内出血的7项RCT研究（涉及患者总数1702例）。结果显示与对照组相比，TXA可显著降低出血性肿块的生长和不良后果，但是对神经功能恶化、再出血、外科手术需求及死亡率无明显影响。因此该meta分析最终指出，TXA对于ICH的治疗有一些益处，应该进行更多的研究以确认其疗效。

（三）ε-氨基已酸（EACA）

EACA也是一种抗纤维蛋白溶解药。纤溶酶原通过其分子结构中的赖氨酸结合部位特异性地与纤维蛋白结合，然后在激活物作用下变为纤溶酶，该酶能裂解纤维蛋白中精氨酸和赖氨酸肽链，形成纤维蛋白降解产物，使血凝块溶解。本品的化学结构与赖氨酸相似，能阻止纤溶酶原与纤维蛋白结合，防止其激活，从而抑制纤维蛋白溶解，高浓度则直接抑制纤溶酶活力，达到止血效果。

EACA对于蛛网膜下腔出血患者预防再出血的治疗有较多的临床研究，但对于自发性ICH的治疗相关研究很少。

2004年发表了一项小样本研究[16]，其纳入的患者是在ICH后12 h内血肿体积范围为5～80 ml的患者，入组患者给予EACA治疗（最初的1 h内输注总共5 g EACA，继以1 g/h连续输注23 h），比较基线血肿体积及24～48 h后血肿体积变化情况。结果显示，治疗的前5位患者中有

3 位患者血肿体积扩大＞33％的基线量，而在 9 名未经治疗的患者中仅有 2 名患者血肿扩大；同时研究发现 EACA 治疗组没有血栓形成或其他严重不良事件。该研究提示尽管对于 ICH 患者 EACA 治疗似乎是安全的，但在 ICH 后 12 h 内给予 EACA 的血肿扩大发生率与其自然病史率相当。

（四）抑肽酶

抑肽酶是一种分子量为 6512 的多肽，是从牛肺中提取出来的，能抑制丝氨酸蛋白酶的活性，为广谱蛋白酶抑制剂。其机制是通过形成一种可逆的酶抑制剂复合物，抑制一些丝氨酸蛋白酶的活性（包括胰蛋白酶、纤溶酶、激肽释放酶等），其中通过抑制纤溶酶，达到止血的目的。另外，抑肽酶是一种异种蛋白，可能引起过敏反应和动静脉血栓形成。目前，该药主要用于减少围术期的出血（如心脏手术、原位肝移植手术等），其在自发性 ICH 止血治疗方面的研究报道很少见，缺乏相关的循证依据[17]。

（五）纠正凝血异常的止血药物

部分 ICH 继发于抗栓药后或其他原因所致的凝血功能障碍，导致血肿扩大的风险有所增加。因此，迅速纠正凝血功能障碍是这类急性 ICH 治疗的首要目标，目前临床上常用的止血剂包括维生素 K、新鲜冰冻血浆、凝血酶原复合物浓缩剂、凝血因子Ⅸ浓缩剂及冷沉淀物等。

四、指南推荐意见

尽管超急性期止血治疗可能是原发性 ICH 有效的急诊治疗手段，但目前 ICH 使用止血药物的研究证据还不足以为临床提供明确的实践指南。因此，各国的指南对止血药物均不常规推荐应用，具体各国指南推荐意见如下。

1.《中国脑出血诊治指南》(2014)[18]推荐意见：由于止血药物治疗ICH的临床疗效尚不确定，且可能增加血栓栓塞的风险，不推荐常规使用（Ⅰ级推荐，A级证据）。

2.《欧洲卒中组织（ESO）自发性脑出血管理指南》(2014)[19]推荐意见：我们不推荐对临床试验之外，与抗血栓形成药物无关的急性自发性ICH的成人使用fⅦa（证据质量：高强度；推荐：强）。

3.《美国心脏协会（AHA)/美国卒中协会（ASA）自发性脑出血管理指南》(2015)[20]推荐意见：虽然fⅦa可以限制非凝血功能障碍性ICH患者血肿的扩张，但增加了血栓栓塞的风险，对于未经选择的患者没有明显的临床获益。因此，不推荐常规使用（Ⅲ级推荐，A级证据）（与之前2010年的指南相同，未做更改）。

五、结语及展望

目前ICH尚无确切有效的治疗方法，且早期血肿的扩大往往会带来灾难性的后果，止血药物的研发与应用可能会给ICH的治疗带来全新的希望及观念上的更新。虽然目前的大多数研究证实了止血药物有阻止颅内血肿扩大的疗效，但并无与之而来的良好预后，并且继发的血栓栓塞事件抵消了其正面的作用。尽管这样，临床研究工作不会就此终止，如同急性缺血性脑卒中的双联抗血小板治疗，最初的几个大型RCT研究也是没有阳性结论，但经过慎重选择后发现高危非致残性卒中患者经双联抗血小板治疗有绝对的优势。因此，对于ICH的止血治疗，未来的研究不应不加筛选地将所有ICH患者作为研究对象，而是应着眼于筛选血肿扩大高风险患者（如利用“点征”来筛选高危患者的AUStralasia研究[14]），真正寻找可以从止血药物治疗中获益的特殊人群。

（张志勇）

参考文献

[1] Dowlatshahi D, Demchuk AM, Flaherty ML, et al. Defining hematoma expansion in intracerebral hemorrhage: relationship with patient outcomes. Neurology, 2011, 76: 1238-1244.

[2] Kazui S, Naritomi H, Yamamoto H, et al. Enlargement of spontaneous intracerebral hemorrhage. Incidence and time course. Stroke, 1996, 27 (10): 1783-1787.

[3] Brott T, Broderick J, Kothari R, et al. Early hemorrhage growth in patients with intracerebral hemorrhage. Stroke, 1997, 28 (1): 1-5.

[4] Fujii Y, Takeuchi S, Sasaki O, et al. Multivariate analysis of predictors of hematoma enlargement in spontaneous intracerebral hemorrhage. Stroke, 1998, 29 (6): 1160-1166.

[5] Fujitsu K, Muramoto M, Ikeda Y, et al. Indications for surgical treatment of putaminal hemorrhage. Comparative study based on serial CT and time-course analysis. J Neurosurg, 1990, 73 (4): 518-525.

[6] Del Giudice A, D'Amico D, Sobesky J, et al. Accuracy of the spot sign on computed tomography angiography as a predictor of haematoma enlargement after acute spontaneous intracerebral haemorrhage: a systematic review. Cerebrovasc Dis, 2014, 37 (4): 268-276.

[7] Mayer SA, Brun NC, Begtrup K, et al. Recombinant activated factor Ⅶ for acute intracerebral hemorrhage. N Engl J Med, 2005, 352 (8): 777-785.

[8] Mayer SA, Brun NC, Begtrup K, et al. Efficacy and safety of recombinant activated factor Ⅶ for acute intracerebral hemorrhage. N Engl J Med, 2008, 358 (20): 2127-2137.

[9] Mayer SA, Davis SM, Skolnick BE, et al. Can a subset of intracerebral hemorrhage patients benefit from hemostatic therapy with recombinant activated factor Ⅶ? Stroke, 2009, 40 (3): 833-840.

[10] Narayan RK, Maas AI, Marshall LF, et al. Recombinant factor Ⅶ A in traumatic intracerebral hemorrhage: results of a dose-escalation clinical trial. Neurosurgery, 2008, 62 (4): 776-786;

[11] Yuan ZH, Jiang JK, Huang WD, et al. A meta-analysis of the efficacy and safety of recombinant activated factor Ⅶ for patients with acute intracerebral hemorrhage without hemophilia. J Clin Neurosci, 2010, 17 (6): 685-693.

[12] CRASH-2 trial collaborators, Shakur H, Roberts I, et al. Effects of tranexamic acid on death, vascular occlusive events, and blood transfusion in trauma patients with significant haemorrhage (CRASH-2): a randomised, placebo-controlled trial. Lancet, 2010, 376 (9734): 23-32.

[13] Sprigg N, Flaherty K, Appleton JP, et al. Tranexamic acid for hyperacute primary IntraCerebral Haemorrhage (TICH-2): an international randomised, placebo-controlled, phase 3 superiority trial. Lancet, 2018, 391 (10135): 2107-2115.

[14] Meretoja A, Churilov L, Campbell BC, et al. The spot sign and tranexamic acid on preventing ICH growth—AUStralasia Trial (STOP-AUST): protocol of a phase Ⅱ randomized, placebo-controlled, double-blind, multicenter trial. Int J Stroke, 2014, 9 (4): 519-524.

[15] Huang B, Xu Q, Ye R, et al. Influence of tranexamic acid on cerebral hemorrhage: a meta-analysis of randomized controlled trials. Clin Neurol Neurosurg, 2018, 171: 174-178.

[16] Piriyawat P, Morgenstern LB, Yawn DH, et al. Treatment of acute intracerebral hemorrhage with epsilon-aminocaproic acid: a pilot study. Neurocrit Care, 2004, 1 (1): 47-51.

[17] Mayer SA, Rincon F. Ultra-early hemostatic therapy for acute

intracerebral hemorrhage. Semin Hematol，2006，43（1 Suppl 1）：S70-76.

[18] 中华医学会神经病学分会，中华医学会神经病学分会脑血管病学组．中国脑出血诊治指南（2014）．中华神经科杂志，2015，48（6）：435-444.

[19] Steiner T，Al-Shahi Salman R，Beer R，et al. European Stroke Organisation（ESO）guidelines for the management of spontaneous intracerebral hemorrhage. Int J Stroke，2014，9（7）：840-855.

[20] Hemphill JC 3rd，Greenberg SM，Anderson CS，et al. Guidelines for the management of spontaneous intracerebral hemorrhage：a guideline for healthcare professionals from the American Heart Association/American Stroke Association. Stroke，2015，46（7）：2032-2060.

第七章　脑出血急性期血压管理

脑出血（ICH）最常见的原因是高血压。脑出血后，约有75%的患者收缩压在140 mmHg以上。脑出血后急性期如何处理血压一直是神经科医生面临的难题。

一、脑出血后血压增高是预后不良的因素

脑出血后急性期血压越高，患者的预后越差，病死率越高。一项国内多中心队列研究显示，脑出血发病后12 h内收缩压超过140～150 mmHg，患者死亡或致残的风险增加1倍[1]。Dandapani等的研究也显示，收缩压＞145 mmHg的患者死亡率明显增高[2]。血压能否控制在一个合理水平，很大程度上影响了脑出血患者的转归和预后。但是应该注意，很多患者的血压只是暂时性增高，Wallace等报道2/3的急性脑卒中患者血压增高，在未经任何抗高血压治疗的情况下，10天内血压自发下降[3]。

二、脑出血后早期血压升高的原因

脑出血后血压升高的原因很多，部分患者是既往有高血压，未被发现或未经过合理治疗。另外，还有其他因素可以引起脑出血后早期血压升高，具体见下述。

（一）应激反应及其他因素

应激反应包括神经内分泌系统异常，交感、副交感神

经活动改变，循环系统儿茶酚胺、脑钠尿肽等生物活性物质水平增高[4]。其他原因包括膀胱充盈、疼痛等。这部分患者经过对症处理，或者急性期后，血压会逐渐恢复到正常。

（二）脑自动调节功能

在可代偿情况下，为使脑血流量保持恒定，机体在脑出血后血流量降低时，将血压升高以保证脑组织有足够的血液供应。在失代偿情况下，血压突然增高或减低超出机体自动调节的高限或低限时，会打破该平衡，如因血肿自身的占位效应和周围水肿引起颅内压持续增高，超出脑自动调节功能时，机体将提高外周血压来保证脑灌注压[5]。

三、脑出血后早期降压的利与弊

脑出血发生后进行降压治疗面临两难的选择：一方面，降低血压可能有效减少血肿体积的增加和再出血的发生；另一方面，血压过低可能会导致脑和其他器官的缺血性损伤，带来新的问题。

（一）对血肿的影响

血压增高无论是对初始的血肿体积还是随后的血肿扩大，都具有影响。发病时血压增高会使脑出血的初始血肿体积增大。INTERACT 试验表明脑出血早期强化降压［目标收缩压（SBP）＜140 mmHg］是安全可行的，强化降压组平均血肿体积较常规指南组（SBP＜180 mmHg）减小［（12.7±11.6）ml *vs.*（14.2±14.5）ml］，这证明急性期控制血压可减小初始血肿体积[6]。约 1/3 的 ICH 患者症状出现后 3～20 h，血肿体积会扩大[7]。rFⅦa 治疗急性出血性脑卒中（FAST）试验表明，脑出血患者初始血压与之后的血肿扩大无关[8]，但也有学者对未干预血压与血压控制在160/90 mmHg以下进行了比较，发现后者血肿扩大的比率明显下降（28% *vs.* 9%），故尚无肯定结论。

（二）对ICH后脑水肿及颅内压的影响

脑出血后血压增高会引起脑灌注压增高，从而加重脑水肿。研究显示，急性脑出血后由于颅内高压和脑积水所造成的血肿周围水肿（perihematomal edema，PHE）可增加患者病死率或致残率，血肿周围水肿（PHE）绝对量增加是脑出血患者预后不良的重要影响因素[9]。在血肿及水肿的占位效应影响下，颅内压增高，脑组织代偿性移位，后期可致脑疝形成，故ICH后高血压需积极处理。

（三）对脑血流的影响

脑出血后局部血流下降，导致组织缺血、缺氧，血脑屏障破坏，引起继发性损害，其机制可能为：①血肿的占位效应影响局部微循环；②血管内活性物质的释放；③再灌注期的“无复流”现象；④颅内压持续增高等。因此，在ICH急性期，尤其是在有慢性高血压病史的患者中，其颅内压自动调节曲线右移，意味着要比正常人的平均动脉压水平高才能保持脑血流量稳定，从而避免继发缺血性脑损伤。

四、ICH合并高血压的相关临床试验和结论

鉴于脑出血后高血压是临床常见的问题，血压升高是预后不良的重要因素，理论上来讲，降压治疗能够改善患者预后。因此，国际上进行了许多有关脑出血后急性期降压治疗的试验。其中一些有影响力的试验简述如下。

(一) 主要临床试验

1. INTERACT 试验

该试验是一项开放性、随机对照研究，募集来自中国、澳大利亚、韩国的404例患者。203例患者通过静脉应用降压药物，在脑出血后1 h内将收缩压降至140 mmHg，并持续至少24 h；另外201例患者静脉应用降压药物，按照指南推荐，将收缩压降至180 mmHg。试验表明，脑出血早期强化降压治疗（目标血压<140 mmHg）是安全可行的，并且可能限制血肿扩大[10]。

2. INTERACT-2 试验

该试验纳入2839例发病6 h内伴收缩压升高的自发性脑出血患者，一组为强化降压，将收缩压降至140 mmHg以下，另一组按指南推荐将收缩压降至180 mmHg以下，比较90天的功能预后。试验结果显示，脑出血急性期快速降压至140 mmHg是安全可行的，可改善患者的神经功能预后，并且患者的功能恢复显著优于标准降压组；但强化降压不能改善患者的死亡率或严重致残率[11]。

3. ATACH 研究

ATACH 研究[12]是 ATACH-2 的试点研究，纳入60例起病6 h以内、血压≥170 mmHg的脑出血患者，研究血压降至安全阈值（SBP 110～140 mmHg）以下对于病死率和神经功能恶化的影响。结果显示血压降至安全阈值以下的患者组在病死率和神经功能恶化比例方面有所降低，早期强化降压可能安全可行。

4. ATACH-2 研究

ATACH -2[13]的研究结论则与 ATACH 研究不同，该研究将患者随机分为强化降压组（110～139 mmHg）和标准降压组（140～179 mmHg）。此研究因未显示3个月死亡或残疾两组间有统计学差异，且强化降压组在7天内肾功能损害及3个月严重不良事件发生率上明显高于标准降压组而被迫提前终止，结果发表在2016年的*New England Journal of Medicine*上。

（二）其他临床试验

综合不同的研究结果，一项发表在*Hypertension*的多中心临床研究，分析脑出血患者发病7天内收缩压降低程度与发病后90天不良预后的关系，结果表明脑出血后1 h内通过强化降压治疗使收缩压下降20 mmHg并维持7天的患者，可获得较好预后[14]。一项系统综述对上述大型试验结果进行了meta分析，评价了主要结局3个月的死亡率或重大残疾率和次要结局24 h血肿增长及早期神经功能恶化等，结论是早期强化降压治疗总体上是安全的，减少了急性自发性脑出血患者的血肿扩大[15]。基于ATACH-2研究数据，纳入989例患者的国际多中心研究，验证各种CT平扫预测指标（黑洞征、漩涡征、不规则形状等）是否可以有效预测血肿扩大，以及强化降压治疗是否能改善这些预测指标，结论是上述指标可以预测血肿扩大，但未发现强化降压治疗可以改善这些预测血肿扩大的影像学征象[16]。另一项研究依据ATACH-2数据探讨了计算机断层扫描血管造影（CTA）的点征是否与ICH扩大相关，以及强化降压治疗是否可以改善点征，结论是点征不能很好地预测血肿扩大，且没有证据表明强化降压治疗可以改善影像学上的点征表现[17]。

五、血压管理的指南推荐

应综合管理脑出血患者的血压，首先分析血压升高的原因，再根据血压情况决定是否进行降压治疗。美国心脏协会（AHA）/美国卒中学会（ASA）指南推荐对收缩压在 150～220 mmHg、没有紧急降压治疗禁忌证的情况下，迅速降压至 140 mmHg 是安全的[18]；对于收缩压＞220 mmHg 的患者，建议持续血压监测下积极予以静脉降压，这可能改善患者的功能预后。

中国高血压防治指南 2018 版建议[19]，对于急性脑出血的降压治疗，若患者 SBP＞220 mmHg 时，应积极使用静脉降压药物降低血压；若患者 SBP＞180 mmHg，可使用静脉降压药物控制血压，160/90 mmHg 可作为参考的降压目标值。早期积极降压是安全的，但改善预后的有效性还有待进一步验证。在降压治疗期间应严密观察血压的变化，每 5～15 min 进行 1 次血压监测。

高血压急症的处理原则

对于高血压急症的处理，应遵循以下原则[20]：①持续监测血压及生命体征；②去除或纠正引起血压升高的诱因和原因；③酌情使用有效的镇静药物以消除恐惧心理；④尽快静脉应用合适的降压药物控制血压，以阻止靶器官进一步损害，对受损的靶器官给予相应的处理；⑤降低并发症并改善结局。

六、脑出血的降压药物选择

目前针对脑出血急性期，有关选用哪种降压药物的临床研究较少，2007 年 AHA/ASA[21] 曾将拉贝洛尔和尼卡地平作为一线推荐用药，其他推荐的降压药物还包括艾司洛尔、依那普利、肼屈嗪、硝普钠、硝酸甘油等，但在 2010 年和 2015 年的指南中则没有再推荐降压药物。临床上，脑出血急性期常用的降压药物包括以下几种。

（一）拉贝洛尔

本品具有选择性 α_1 和非选择性 β 受体阻滞作用，两种作用均有降压效应，静注时两种作用之比约为 1∶6.9。大剂量时具有膜稳定作用，内源性拟交感活性甚微。本品降压强度与剂量有关，不伴反射性心动过速和心动过缓，立位血压下降较卧位明显。大多数药物在肝中被代谢，半衰期（$t_{1/2}$）为 6～8 h，其原形药物和代谢产物由尿排出。血液透析和腹膜透析均不易清除。

CHHIPS 研究[22]证明了脑出血患者应用拉贝洛尔降压的安全性和有效性，此药物是 INTERACT、INTERACT-2 研究的用药之一。

急性期使用时，可以静脉推注，一次 25～50 mg 加 10%葡萄糖注射液 20 ml，于 5～10 min 内缓慢推注，如降压效果不理想可于 15 min 后重复一次，直至产生理想的降压效果。总剂量不应超过 200 mg，一般推注后 5 min 内出现最大作用，约维持 6 h。不良反应偶有头昏、胃肠道不适、疲乏、感觉异常、哮喘加重等，个别患者有体位性低血压。

（二）尼卡地平

本品是二氢吡啶类钙通道阻滞剂，通过抑制血管平滑肌细胞膜的钙离子内流，使血管扩张，从而发挥降压的作用，可扩张脑动脉，增加脑血流灌注。降压特点最为平稳，在降低血压变异性等方面优于其他降压药物。

尼卡地平是 ATACH 和 ATACH-2 研究的主要用药。

使用时，可口服或静脉用药，用药后 5～10 min 即可起效，1 h 后血药浓度达峰，效果可持续 3 h 左右。围术期高血压或高血压急症时建议 0.5～10 μg/(kg · min) 静脉注射；起始剂量 5 mg/h，根据血压反应逐渐增加至

15 mg/h。不良反应包括心动过速、头痛、周围水肿、心绞痛、恶心、头晕，与硫酸镁合用可能抑制子宫收缩。

（三）乌拉地尔

本品是一种新型的高选择性 α 肾上腺素受体阻滞剂，主要作用是阻断突触后膜 α_1 受体，扩张血管，降低外周循环阻力，还能兴奋中枢 5-羟色胺（5-HT）1A 受体，减少交感神经中枢向外发放冲动，从而达到降低血压的作用。乌拉地尔给药后，患者的收缩压、舒张压及平均动脉压均能降至临床满意的程度，以收缩压降低得更为明显，并且降压作用比较缓和。降压的同时，心率不会随之增快。但研究发现，在应用乌拉地尔的过程中，一些患者需反复静脉推注。总体上，此药降压平稳，起效迅速，不良反应小，安全性高。

使用时，可以起始 10～50 mg 静注，6～24 mg/h，5 min 起效，维持时间 2～8 h。不良反应包括低血压、头晕、头痛、恶心、疲倦等，一般不影响治疗。

（四）硝普钠

本品依赖于其代谢产物一氧化氮（NO）直接作用于体内小动脉发挥作用，并且 NO 半衰期只有 0.11 s，所以停用硝普钠则血压很快恢复至原来水平。硝普钠可用于临床上各类急性高血压。由于硝普钠控制性降压期间，血中儿茶酚胺、血浆肾素活性、醛固酮、加压素均显著增加，这些物质的增加与降压期间的快速耐药、反射性心动过速和反跳性高血压的产生密切相关。硝普纳对动脉和静脉平滑肌均有直接扩张作用，但不影响子宫、十二指肠或心肌的收缩。血管扩张使周围血管阻力减低，因而有降压作用。血管扩张使心脏前、后负荷均减低，心排血量改善，故对心力衰竭有益。后负荷减低可减少瓣膜关闭不全时主动脉和左心室的阻抗而减轻反流。

使用时本品 50 mg（1 支）溶解于 5 ml 5%葡萄糖溶液中，再稀释于 250～1000 ml 5%葡萄糖溶液中，在避光输液瓶中静脉滴注。成人常用剂量：静脉滴注，开始为每分钟按体重 0.5 μg/kg。根据治疗反应以每分钟 0.5 μg/kg 递增，逐渐调整剂量，常用剂量为每分钟按体重 3 μg/kg。极量为每分钟按体重 10 μg/kg。总量为按体重 3.5 mg/kg。不良反应包括：①血压降低过快、过剧，出现眩晕、大汗、头痛、肌肉颤搐、神经紧张或焦虑、烦躁、胃痛、反射性心动过速或心律失常，症状的发生与静脉给药速度有关，与总量关系不大。②皮肤过敏，光敏感与疗程及剂量有关，皮肤呈石板蓝样色素沉着，停药后经较长时间（1～2 年）才渐退。其他过敏性皮疹，在停药后消退较快。③硝普钠滴速过快，除引起血压的急剧下降外，还可能导致氰化物、硫氰酸盐中毒。这是因为硝普钠的亚铁离子立即与红细胞膜上的巯基发生反应，释放出氰化物，氰化物在肝中进一步代谢为硫氰酸盐。硫氰酸盐中毒或逾量时，可出现运动失调、视力模糊、谵妄、眩晕、头痛、意识丧失、恶心、呕吐、耳鸣、气短。氰化物中毒或超量时，可出现反射消失、昏迷、心音遥远、低血压、脉搏消失、皮肤粉红色、呼吸浅、瞳孔散大。

（五）硝酸甘油

本品是血管平滑肌松弛药，进入体内后迅速脱硝基形成具有活性的一氧化氮，可激活鸟苷酸环化酶产生环鸟苷酸（cGMP）而松弛血管平滑肌，以扩张静脉血管为主，同时也扩张小动脉，对静脉容量血管的扩张作用强于动脉血管。硝酸甘油持续小剂量静脉滴注给药，通常不会引起血压突然变化或下降幅度过大。收缩压、舒张压逐渐下降的同时，心率的变化不明显。

使用时，硝酸甘油 5～100 μg/（kg·min）静脉滴注，半衰期仅 2 min，静脉用药剂量容易调节，用药 3 min 内血压开始下降，停药后 5～15 min 血压复原。不良反应有头痛、呕吐等。

七、展望

脑出血后血压增高的病理生理机制仍不十分明确。多个大型多中心研究证实早期快速降压至 140 mmHg 是安全的，但要根据血压的高低选择不同的降压药物。另外，要考虑到个体化降压治疗的选择，如患者通常高龄，合并有不同的全身系统疾病，又如发病时颅内压的水平及距离发病的时间间隔等。脑出血急性期理想的血压控制水平仍在探索研究中，一些新的概念和新的假设被提出，如血压变异性作为血压管理的关注点越来越受到重视，多模态影像技术用来监测血肿周围的低灌注，为脑出血后血压管理提供更多的客观依据等。

参考文献

[1] Rodriguez-Luna D, Rubiera M, Ribo M, et al. Ultraearly hematoma growth predicts poor outcome after acute intracerebral hemorrhage. Neurology, 2001, 77 (17): 1599-1604. DOI: 10.1212/WNL.0b013e3182343387.

[2] Dandapani BK, Suzuki S, Kelley RE, et al. Relation between blood pressure and outcome in intracerebral hemorrhage. Stroke, 1995, 26 (1): 21-24.

[3] Wallace JD, Levy LL. Blood pressure after stroke. JAMA, 1981, 246 (19): 2177-2180.

[4] Qureshi AI. Acute hypertensive response in patients with stroke: pathophysiology and management. Circulation, 2008, 118 (2): 176-187.

[5] Qureshi AI, Tuhrim S, Broderick JP, et al. Spontaneous intracerebral hemorrhage. New Engl J Med, 2001, 344 (19): 1450-1460. DOI: 10.1056/nejm200105103441907.

[6] Anderson CS, Heeley E, Huang Y, et al. Intensive blood pressure reduction in acute cerebral hemorrhage trial (INTERACT): a randomized pilot trial. Lancet Neurol, 2008, 7 (5): 391-399. DOI: 10.1016/s1474-4422 (08) 700693.

[7] Davis SM, Broderick J, Hennerici M, et al. Hematoma growth is a determinant of mortality and poor outcome after intracerebral hemorrhage. Neurology, 2006, 66: 1175-1181.

[8] Mayer SA, Brun NC, Begtrup K, et al. Recombinant Activated Factor Ⅶ Intracerebral Hemorrhage Trial Investigators. Recombinant activated factor Ⅶ for acute intracerebral hemorrhage. N Engl J Med, 2005, 352: 777-785.

[9] Yang J, Arima H, Wu G, et al. Prognostic significance of perihematomal edema in acute intracerebral hemorrhage: pooled analysis from the intensive blood pressure reduction in acute cerebral hemorrhage trial studies. Stroke, 2015, 46: 1009-1013.

[10] Anderson CS, Heeley E, Huang Y, et al. Intensive blood pressure reduction in acute cerebral hemorrhage trial (INTERACT): a randomized pilot trial. Lancet Neurol, 2008, 7 (5): 391-399. DOI: 10.1016/s1474-4422 (08) 700693.

[11] Gioia L, Klahr A, Kate M, et al. The intracerebral hemorrhage acutely decreasing arterial pressure trial Ⅱ (ICH ADAPTII) protocol. BMC Neurol, 2017, 17 (1): 100. DOI: 10.1186/s12883-017-0884-4.

[12] Antihypertensive Treatment of Acute cerebral Hemorrhage (ATACH) investigators. Antihypertensive treatment of acute cerebral hemorrhage. Crit Care Med, 2010, 38 (2): 637-648. DOI: 10. 1097/CCM. 0bol3e318lb9el a5.

[13] Qureshi AI, Palesch YY, Barsan WG, et al. Intensive blood pressure lowering in patients with acute cerebral hemorrhage. New Engl J Med, 2016, 375 (11): 1033-1043. DOI:

10.1056/NEJMoa1603460.

[14] Wang X，Arima H，Heeley E，et al. Magnitude of blood pressure reduction and clinical outcomes in acute intracerebral hemorrhage：intensive blood pressure reduction in acute cerebral hemorrhage trial study. Hypertension，2015，65：1026-1032.

[15] Simona L，Claudia C，Leandro P，et al. How should we lower blood pressure after cerebral hemorrhage? A systematic review and meta-analysis. Cerebrovascular Disesses，2017，43：207-213. DOI：10.1159/000462986.

[16] Andrea M，Gregoire B，Javier M，et. al. Blood pressure reduction and noncontrast CT markers of intracerebral hemorrhage expansion. Neurology published online，July 12，2017. DOI：10.1212/WNL. 0000000000004210.

[17] Andrea M，Mart B，Javier M，et al. Intensive blood pressure reduction and spot sing in intracererbral hemorrhage. JAMA Neurol published online，June 18，2017. DOI：10.1001/jamaneurol. 2017.1014.

[18] Hemopill JC，3rd，Greenberg SM，Anderson CS，et al. Guidelines for the management of spontaneous intracerebral hemorrhage：a guideline for healthcare professionals from the American Heart Association/American Stroke Association. Stroke，2015，46（7）：2032-2060. DOI：10.1161/str. 0000000000000069.

[19] 中国高血压防治指南修订委员会，高血压联盟（中国）中华医学会心血管病学分会，中国医师协会高血压专业委员会，等. 中国高血压防治指南（2018年修订版）. 中国心血管杂志，2019，24：24-56. DOI：10.3969/j.issn.1007-5410. 2019.01.002.

[20] Chobanian AV，Bakris GL，Black HR，et al. The Seventh Report of the Joint National Committee on Prevention，Detecion，Evaluation and Treatment of High Blood Pressure：the JNC 7 report. JAMA，2003，289（19）：2560-2572.

[21] Brodecick J，Connolly S，Feldmann E，et al. Guildelines for

the management of spontaneous intracerebral hemorrhage in adults: 2007 update: a guideline from the American Heart Association/American Stroke Association Stroke Council, High Blood Pressure Research Council, and the Quality of Care and Outcomes in Research Interdisciplinary Working Group. Stroke, 2007, 38 (6): 2001-2023. DOI: 10.1016/strokeaha.107.183689.

[22] Potter JF, Robinson TG, Ford GA, et al. Controlling hypertension and hypotension immediately post-stroke (CHHIPS): a randomized, placebo-controlled, double-blind pilot trial. Lancet Neurol, 2009, 8 (1): 48-56. DOI: 10.1016/s1474-4422 (08) 70263-1.

第八章　颅内出血后抗栓药物再启用

抗栓治疗包括抗血小板治疗或抗凝治疗。抗血小板治疗药物主要包括阿司匹林、氯吡格雷、双嘧达莫等。抗凝治疗药物包括静脉和口服药物，静脉药物主要包括普通肝素和低分子量肝素，口服药物主要包括维生素 K 拮抗剂（vitamin K antagonist，VKA）与非维生素 K 拮抗剂类口服抗凝药（non-vitamin K antagonist oral anticoagulation，NOAC）。VKA 的典型代表药物是传统药物华法林；NOAC 指近年开发的 4 种新型口服抗凝药，包括达比加群、利伐沙班、阿哌沙班和依度沙班。

抗栓治疗最常见的不良事件是颅内出血*，既包括自发性颅内出血（如脑出血、动脉瘤性蛛网膜下腔出血、动静脉畸形颅内出血等），也包括创伤性颅内出血（如硬膜下和硬膜外出血、创伤性蛛网膜下腔出血等）。抗栓治疗时一旦发生颅内出血，即陷入进退两难的窘境：停止抗栓会增加脑梗死风险，而继续抗栓或停止一段时间后重启抗栓又会增加复发性颅内出血的风险。故颅内出血后是否应继续抗栓治疗以及何时重启抗栓治疗，是目前临床实践亟待解决的问题。本章总结了目前关于这一问题的临床研究证据和进展，以及各国指南和共识推荐，期望为临床医生关于颅内出血后重启抗栓治疗的决策提供进一步参考。

---

* 相关内容可参考《急性缺血性脑卒中早期诊疗手册》中的“缺血性卒中的出血性转化”一章

一、临床研究证据和进展

颅内出血急性期或恢复期后是否应重启抗栓治疗以预防患者血栓栓塞事件，是当前的治疗困境，主要原因是抗栓治疗的风险和获益难以权衡且缺乏证据。2017 年 Luke A Perry 等发表了脑出血后重启抗栓治疗随机对照试验的系统评价[1]，该研究计划纳入 2017 年 3 月之前发表的所有关于脑出血后使用抗栓治疗的随机对照试验，期望能阐明脑出血后重启抗栓药物的总体疗效和安全性。然而，该研究最终仅纳入 2 个试验（包括 121 例受试者），均在脑出血后早期启用短期静脉抗凝治疗（普通肝素、低分子量肝素），这两个试验均未报道严重血管事件这一复合终点指标，其他指标如死亡、血管性死亡、血肿扩大、深静脉血栓、功能结局等均未发现统计学差异；所有结果均为阴性的可能原因是纳入研究的样本量太小。该系统评价再次提示目前缺乏高质量证据，缺乏脑出血后抗血小板药物和口服抗凝药重启的随机对照试验，脑出血急性期或恢复期后是否应重启抗栓药物预防患者血栓栓塞事件还有待进一步研究。

以下就抗血小板药物与口服抗凝药在颅内出血后是否需要重启及何时重启的间接证据或观察性研究证据分别总结阐述。

（一）重启抗血小板治疗

目前关于脑出血急性期后是否重启抗血小板药物的研究证据有限，当前的决策意见主要是根据抗血小板治疗时的原发性脑出血风险研究外推得出的。

1998 年 Jiang He 等发表了阿司匹林与出血性脑卒中风险的随机对照试验 meta 分析[2]。该研究共纳入 16 个试验（55 462 例受试者），其中有 108 例患者随后发生出血性脑卒中；使用阿司匹林组出血性脑卒中的绝对风险增高，每 10 000 例患者中有 12 例发生出血性脑卒中；与对照组相比，使用阿司匹林组出血性脑卒中的相对危险（relative risk，RR）增加了 84%；阿司匹林治疗导致出血性脑卒中的 NNT（number needed to treat）为 833。该研究结果提示，与对照组相比，阿司匹林组出血性脑卒中的相对危险明显增加，但绝对危险较小。随后 2000 年 Robert G. Hart 等、2016 年 Hong Lei 等也相继发表了关于阿司匹林对脑卒中和（或）其他主要血管事件一级预防效果的随机对照试验 meta 分析[3-4]，这两个研究结果关于阿司匹林与出血性脑卒中的风险与 1998 年 Jiang He 等的研究结果类似。

脑淀粉样血管病变相关脑出血患者，脑出血后使用阿司匹林治疗可能明显增加脑出血复发的风险。2010 年 A. Biffi 等发表了脑淀粉样血管病变相关脑出血患者使用阿司匹林后脑出血复发风险的前瞻性队列研究[5]。该研究共纳入 104 例原发性脑叶出血患者，单因素分析未发现脑出血后使用阿司匹林与脑叶出血复发相关，但多因素分析校正基线临床特征后发现脑出血后使用阿司匹林明显增加脑出血复发风险（HR 3.95，95% CI 1.6～8.3，P=0.021）。

综上所述，脑出血后是否应重启抗血小板治疗的研究证据有限。尽管当前证据提示阿司匹林可明显降低缺血性脑卒中风险，但其获益可能因增加的脑出血复发风险而抵消；并且，一旦发生脑出血，其致死和致残率更高。同时，目前也缺乏脑出血后重启抗血小板药物时机与剂量的研究证据。因此，期待今后能有更多关于脑出血后是否重启抗血小板治疗及其启动时机与治疗剂量的临床研究，包括随机对照试验、队列研究和病例对照研究等。

（二）重启口服抗凝治疗

颅内出血是口服抗凝药最令人担心的并发症，每年有

0.5%～1%的口服抗凝治疗患者会发生颅内出血[6]。颅内出血一旦发生，将严重影响患者预后；而颅内出血后停止使用口服抗凝药又可导致随后脑梗死的发生率和病死率增加等[7]。故这一问题是目前临床治疗的窘境，目前尚缺乏血栓栓塞高风险患者颅内出血后是否重启及何时重启口服抗凝药的确切证据和循证指南。根据华法林和 NOAC 的药物说明书，有自发性颅内出血既往史的患者是抗凝治疗的禁忌证；但在已解决出血原因的情况下可以使用，如血压已控制良好、动脉瘤或动静脉畸形已通过外科解决[8]。

在启动抗凝治疗前，应对伴高血压的颅内出血患者充分降压，这点至关重要；因高血压可导致脑出血后血肿扩大、神经功能恶化、死亡和残疾等一系列不良事件，同时高血压又可明显增加脑出血复发率（不论是脑叶出血还是深部出血）[9]。

当需要启动抗凝治疗时，临床上也应根据不同的颅内出血疾病来进行综合评估。

1. 脑出血后

2017 年 A. Biffi 等对脑出血后重启口服抗凝治疗的长期结局进行了 meta 分析[10]。该研究纳入 3 个原始回顾性研究中的 1012 例口服抗凝治疗相关脑出血患者（均为华法林相关脑出血；其中 379 例脑叶出血，633 例非脑叶出血）。研究发现，不论是脑叶出血还是非脑叶出血，口服抗凝治疗均降低了患者的病死率和全因脑卒中发生率，并改善了患者的功能性结局。该研究提示，不论脑出血位置，脑出血后重启口服抗凝治疗可以获益。但该研究结论还需谨慎对待，因其纳入的原始研究主要是观察性研究，可能存在较大的选择性偏倚。

另一项关于脑出血后长期预后的系统评价[11]，共纳入 122 个研究进行了 meta 分析，其中 4 个研究（$n=1120$）根据出血部位分别报道了脑叶出血、非脑叶出血后至少 1

年的脑出血复发风险，结果发现脑叶出血患者年度脑出血复发风险平均约为9%，而非脑叶出血患者年度脑出血复发风险平均约为2%。该研究提示脑叶出血患者与深部脑出血患者相比，脑出血复发风险更高，这意味着脑淀粉样血管病变相关脑出血患者复发性脑出血的风险高。因此，非瓣膜性心房颤动患者发生华法林相关脑叶出血后，应尽量避免长期口服抗凝治疗[12]。

尽管还不能得出确切结论，目前大多推荐在重启抗凝治疗前应首先评估并权衡心源性栓塞性脑卒中发生风险和复发性颅内出血风险，当患者心源性栓塞性脑卒中风险高而复发性颅内出血风险相对较低时，可在脑出血后4～8周重启口服抗凝治疗[13]。

（1）机械性心脏瓣膜患者因心源性栓塞风险高而建议早期启动抗凝治疗，这虽然缺乏随机对照试验证据，但却得到多数专家的支持。一项系统评价纳入2个前瞻性研究和8个回顾性研究，结果提示机械性心脏瓣膜患者脑出血后早期给予抗凝治疗是安全的，可在脑出血3天后即启动肝素抗凝治疗，如无主要出血风险可在脑出血后第7天改为口服华法林抗凝治疗[14]。

（2）对不伴机械性心脏瓣膜的心源性栓塞高风险患者，脑出血后是否应重启及何时重启抗凝治疗，尚缺乏高质量的研究证据。两项meta分析（分别纳入8个研究5306例患者和7个研究2452例患者），均提示重启维生素K拮抗剂可明显降低缺血性脑卒中发生率，并且不明显增加复发性脑出血的发生风险[15-16]。然而，这两个系统评价均存在明显的发表偏倚和选择性偏倚等。

（3）对于心房颤动抗凝相关脑出血患者，也可考虑行左心耳封堵术替代长期抗凝治疗[17]，但封堵术后需进行一段时间的抗血小板治疗，仍有一定的颅内出血风险，并且封堵术围术期间短期应用抗血小板治疗的疗效和安全性还不清楚。目前，仍缺乏口服抗凝药相关脑出血后行左心耳封堵术疗效和安全性的随机对照试验[13]。

临床实践中同一因素往往既是脑梗死的危险因素，同时也是复发性脑出血的危险因素，如老年、高血压、先前脑卒中病史等[18]，故脑出血后是否应重启抗凝治疗只能进行个体化评估[13]。

2. 蛛网膜下腔出血后

目前缺乏蛛网膜下腔出血后重启口服抗凝药的研究证据[13]。一般对此类患者应进行全面的血管评估，并治疗潜在的动脉瘤和动静脉畸形。在启动抗凝治疗前应分析再出血的风险与重启抗凝治疗的优势。如果在接受口服抗凝药治疗期间发生蛛网膜下腔出血，且未发现可纠正的出血病因，则重启抗凝治疗应谨慎。这种情况下，尽管目前缺乏证据，也可考虑左心耳封堵术，如能进行随机对照试验提供进一步的研究证据则更好。

3. 硬膜外或硬膜下出血后

目前也缺乏相关研究证据[13]。一般认为，创伤性硬膜外或硬膜下出血行外科清除术 4 周后且没有持续乙醇（酒精）滥用和跌倒风险的情况下，重启抗凝治疗可能是安全的。非创伤性硬膜外或硬膜下出血如在充分抗凝治疗或未使用抗凝药的情况下发生，则不建议重启抗凝治疗。在重启抗凝治疗前，应行头颅 CT 或 MRI 等影像学检查排除血肿扩大及其他情况。

4. 维生素 K 拮抗剂与 NOAC

目前缺乏维生素 K 拮抗剂与 NOAC 在脑出血后重启抗凝治疗时哪个更好的研究证据。就颅内出血发生率而言，达比加群、利伐沙班、阿哌沙班和依度沙班的 3 期临床试验均提示与华法林相比，非瓣膜性心房颤动患者使用 NOAC 后颅内出血发生率降低 30%～70%[19-22]。就发生脑出血之后的预后而言，2017 年发表了一项观察性研究的 meta 分析，共纳入了 500 例脑出血患者，其中 97 例为 NOAC 相关脑出血，403 例为维生素 K 拮抗剂相关脑出血，结果提示维生素 K 拮抗剂和 NOAC 导致的脑出血预后相似[23]。而 2018 年发表的更大样本 meta 分析，共纳入 141 311 例脑出血患者，包括 4918 例 NOAC 相关脑出血，15 036 例维生素 K 拮抗剂相关脑出血，结果提示：与维生素 K 拮抗剂相关脑出血相比，NOAC 相关脑出血的住院病死率更低[24]。

因此，目前多认为与维生素 K 拮抗剂相关颅内出血或脑出血相比，NOAC 相关颅内出血或脑出血的发生率更低且结局可能稍好[24]。在目前缺乏脑出血后重启 NOAC 直接证据的情况下，如使用 NOAC，可参考脑出血后重启维生素 K 拮抗剂的相关证据[25]，即当评估心源性栓塞性脑卒中风险高而复发性颅内出血风险相对较低时，可在脑出血后 4～8 周重启 NOAC[13]。需注意的是，NOAC 未批准用于机械性心脏瓣膜患者。

二、各国指南和共识推荐

由于目前有关颅内出血后重启抗栓治疗的相关试验较少，临床上不同患者之间的个体化差异较大，需要进行个体化的评估，因此指南难以给出明确的建议，有些指南推荐了一些操作性表格供医生参考。下面是一些主要协会的建议，供临床使用时参考。

（一）欧洲心律协会（EHRA）心房颤动患者非维生素 K 拮抗剂类口服抗凝药实用指南

目前缺乏随机对照试验证据，抗凝相关脑出血后是否重启抗凝治疗（包括华法林与 NOAC）只能根据不同患者的情况酌情处理，即个体化处理[13]（图 8-1）。

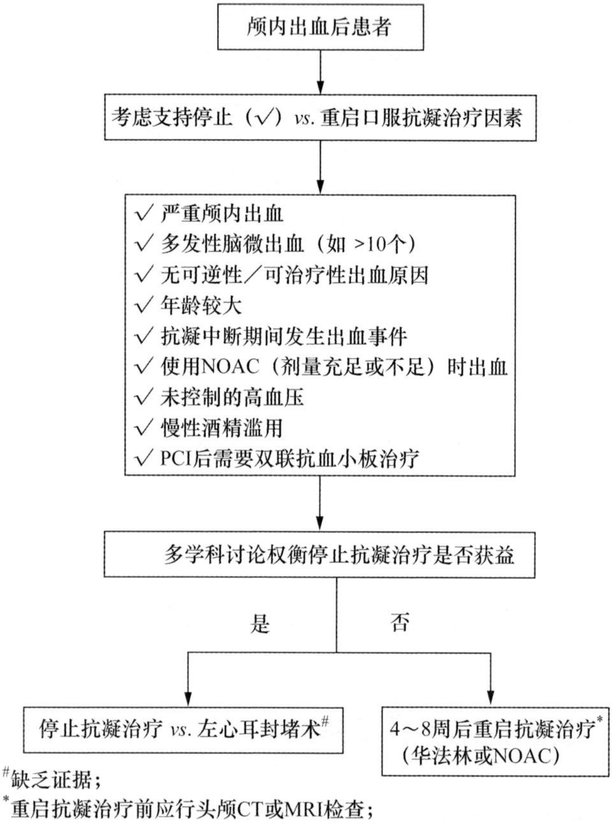

图 8-1　欧洲心律协会（EHRA）关于颅内出血后启动抗凝治疗流程。 PCI，经皮冠状动脉介入治疗

（二）欧洲心脏协会（ESC）血栓形成工作组对冠状动脉疾病和（或）心房颤动患者出血后抗栓治疗管理的专家共识

颅内出血后是否重启及何时重启口服抗凝治疗，应权衡患者血栓风险和复发性颅内出血风险进行个体化处理[26]（图 8-2）。神经内科医生和心脏内科医生应紧密合

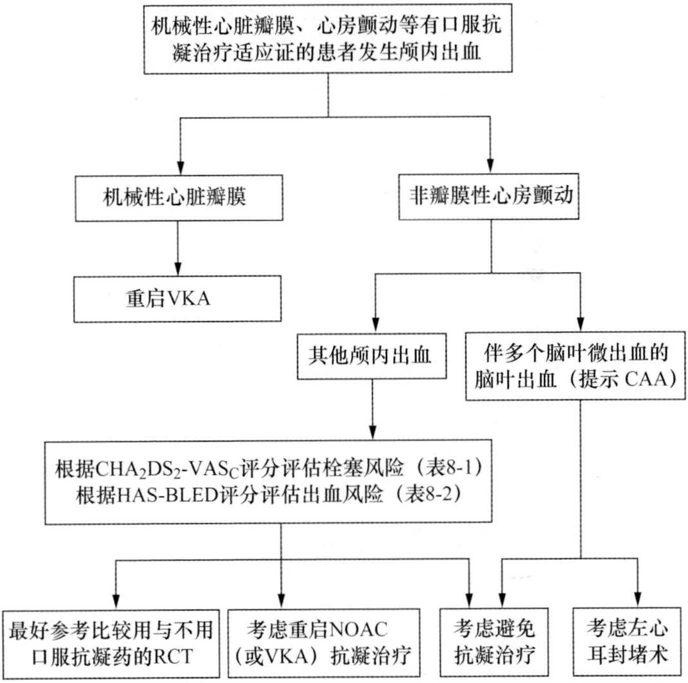

图 8-2　ESC 关于颅内出血后启动抗凝治疗流程。CAA：脑淀粉样血管病变；RCT：随机对照试验

作共同进行个体化决策。

如果患者没有机械性瓣膜，与华法林相比，颅内出血后更倾向于建议使用 NOAC。因 3 期临床试验数据提示非瓣膜性心房颤动患者使用 NOAC 后颅内出血发生率更低，但 NOAC 在颅内出血后使用的疗效和安全性仍有待研究。如果选择使用一种 NOAC，建议使用预防心房颤动患者脑卒中事件时的最低有效剂量。用药时应仔细考虑肾功能、体重、年龄和药物相互作用等因素，以避免药物过量。

表 8-1　CHA_2DS_2-VAS_C 栓塞风险评分

危险因素		评分
C	心力衰竭/中重度左心室收缩功能紊乱（如左心室 EF≤40%）	1
H	高血压	1
A	年龄≥75 岁	2
D	糖尿病	1
S	卒中或 TIA 或血栓栓塞病史	2
V	血管性疾病（包括既往心肌梗死、周围动脉疾病、主动脉斑块）	1
A	年龄 65～74 岁	1
S	性别（女性）	1

EF，射血分数；TIA，短暂性脑缺血发作

表 8-2　HAS-BLED 出血风险评分

危险因素		评分
H	高血压	1
A	异常的肝肾功能各计 1 分	1 或 2
S	卒中	1
B	出血	1
L	INR 值不稳定	1
E	老年＞65 岁	1
D	药物、饮酒各计 1 分	1 或 2

INR，国际标准化比值

（三）美国心脏病学会（ACC）口服抗凝治疗患者出血管理决策路径专家共识（2017）

颅内出血后重启抗凝治疗缺乏证据，需个体化权衡[27]。脑出血复发的高危因素包括颅内出血机制（自发性或创伤性）、脑叶出血（提示脑淀粉样血管病）、MRI 发现颅内微出血和数量、继续抗凝。当危险因素控制良好

且满足抗凝治疗适应证时，非脑叶出血的脑出血患者可以考虑重启抗凝治疗。华法林相关脑出血的观察性研究提示，与停止抗凝治疗相比，重启抗凝治疗可降低50%～70%的血栓栓塞风险，降低50%～70%死亡风险，同时没有明显增加复发性脑出血风险。在重启抗凝治疗前对可改变的心脑血管危险因素进行最佳控制，如严格控制高血压，这点至关重要。归因于脑淀粉样血管病变的脑叶出血患者和自发性硬膜下出血患者明显增加再出血风险，在这种情况下重启抗凝治疗需特别谨慎。

脑出血后重启抗凝治疗的时机还缺乏系统性研究证据，不同观察性研究的结果不一致（脑出血后72 h至30周后），目前还难以达成共识。美国心脏协会（AHA）/美国卒中协会（ASA）指南推荐[9]，无机械性瓣膜患者在脑出血后至少4周内应避免抗凝，如有阿司匹林适应证可在脑出血发病数天后开始使用阿司匹林单药治疗。回顾性大样本研究提示，发生出血事件1个月后是重启口服抗凝药可获益的中位时间[18]。因此，该共识推荐不具有高血栓风险的患者在脑出血后应延迟至少4周才考虑重启抗凝治疗。

（四）美国心脏协会（AHA）/美国卒中协会（ASA）脑出血管理指南（2015）

该指南推荐[9]：

1. 非瓣膜性心房颤动患者发生华法林相关脑叶出血后，应尽量避免长期口服华法林抗凝治疗，因为此类患者脑出血复发风险相对较高。
2. 如有使用抗栓药物的强适应证，非脑叶出血的脑出血患者可考虑使用抗凝治疗，任意部位脑出血患者可考虑使用抗血小板单药治疗。
3. 抗凝治疗相关脑出血后，抗凝重启的最佳时间不确定。当患者不伴机械性心脏瓣膜时，脑出血急性期至少 4 周内避免抗凝可降低脑出血复发风险。如有适应证，脑出血发病数天后可考虑重启阿司匹林单药治疗，但其重启最佳时间也不确定。

4. 对既往有脑出血的心房颤动患者，使用 NOAC（达比加群、利伐沙班、阿派沙班）是否能降低脑出血复发风险还不确定。

（五）欧洲卒中组织（ESO）脑出血管理指南（2014）

当前尚缺乏随机对照试验证据，还不能作出脑出血后是否重启以及何时重启抗栓治疗的确切推荐。

虽然该指南基于当前证据尚不能作出确切推荐，但该指南给出了额外信息可供临床实践参考：目前观察性研究证据提示重启抗栓治疗的时间不应早于 14 天，最晚为 10～30 周。对伴心房颤动的心源性栓塞性脑卒中高风险患者，脑出血急性期左心耳封堵术可作为重启抗栓治疗的替代治疗[28]。

（六）中国脑出血诊治指南（2014）

对于使用抗栓药物发生脑出血的患者，何时以及如何恢复抗栓治疗需要进行评估，权衡利弊，结合患者具体情况决定[29]。

三、小结

1. 颅内出血后是否重启及何时重启口服抗栓治疗，应权衡患者血栓栓塞风险和复发性颅内出血风险进行个体化处理。
2. 颅内出血后在启动抗栓治疗前，应优先解决可逆性或可治疗性出血原因或危险因素，如严格控制血压、通过外科方式解决动脉瘤或动静脉畸形等。

3. 机械性心脏瓣膜患者颅内出血后因心源性栓塞风险高，建议早期启动华法林口服抗凝治疗；NOAC 目前尚未批准用于机械性心脏瓣膜患者。
4. 非瓣膜性心房颤动患者发生颅内出血后，是否重启与何时重启抗凝治疗或抗血小板治疗，应根据风险与获益进行个体化处理。当患者心源性栓塞性脑卒中风险高而复发性颅内出血风险相对较低时，可在脑出血 4 周后重启口服抗凝药；与华法林相比，颅内出血后更倾向于使用 NOAC。
5. 脑叶出血患者与深部脑出血患者相比，复发性脑出血的风险更高，脑叶出血后重启口服抗凝治疗应特别谨慎。
6. 对伴心房颤动的心源性栓塞性脑卒中高风险患者，脑出血急性期左心耳封堵术可以作为重启抗栓治疗的替代治疗方式。
7. 以上结论均有待进一步研究。

（王德任　李淑娟）

参考文献

[1] Perry LA，Berge E，Bowditch J，et al. Antithrombotic treatment after stroke due to intracerebral haemorrhage. The Cochrane Database of Systematic Reviews，2017，5：CD012144.

[2] He J，Whelton PK，Vu B，et al. Aspirin and risk of hemorrhagic stroke：a meta-analysis of randomized controlled trials. JAMA，1998，280（22）：1930-1935.

[3] Hart RG，Halperin JL，McBride R，et al. Aspirin for the primary prevention of stroke and other major vascular events：meta-analysis and hypotheses. Archives of Neurology，2000，57

(3): 326-332.

[4] Lei H, Gao Q, Liu S-R, et al. The benefit and safety of aspirin for primary prevention of ischemic stroke: a meta-analysis of randomized trials. Frontiers in Pharmacology, 2016, 7: 440.

[5] Biffi A, Halpin A, Towfighi A, et al. Aspirin and recurrent intracerebral hemorrhage in cerebral amyloid angiopathy. Neurology, 2010, 75 (8): 693-698.

[6] Hylek EM, Held C, Alexander JH, et al. Major bleeding in patients with atrial fibrillation receiving apixaban or warfarin: The ARISTOTLE Trial (Apixaban for Reduction in Stroke and Other Thromboembolic Events in Atrial Fibrillation): predictors, characteristics, and clinical outcomes. Journal of the American College of Cardiology, 2014, 63 (20): 2141-2147.

[7] Nielsen PB, Larsen TB, Gorst-Rasmussen A, et al. Intracranial hemorrhage and subsequent ischemic stroke in patients with atrial fibrillation: a nationwide cohort study. Chest, 2015, 147 (6): 1651-1658.

[8] Ponikowski P, Voors AA, Anker SD, et al. 2016 ESC Guidelines for the diagnosis and treatment of acute and chronic heart failure: The Task Force for the diagnosis and treatment of acute and chronic heart failure of the European Society of Cardiology (ESC). Developed with the special contribution of the Heart Failure Association (HFA) of the ESC. European Journal of Heart Failure, 2016, 18 (8): 891-975.

[9] Chandra D, Gupta A, Grover V, et al. When should you restart anticoagulation in patients who suffer an intracranial bleed who also have a prosthetic valve? Interactive Cardiovascular and Thoracic surgery, 2013, 16 (4): 520-523.

[10] Murthy SB, Gupta A, Merkler AE, et al. Restarting anticoagulant therapy after intracranial hemorrhage: a systematic review and meta-analysis. Stroke, 2017, 48 (6): 1594-1600.

[11] Korompoki E, Filippidis FT, Nielsen PB, et al. Long-term antithrombotic treatment in intracranial hemorrhage survivors

with atrial fibrillation. Neurology, 2017, 89 (7): 687-696.

[12] Steffel J, Verhamme P, Potpara TS, et al. The 2018 European Heart Rhythm Association Practical Guide on the use of non-vitamin K antagonist oral anticoagulants in patients with atrial fibrillation. European Heart Journal, 2018, 39 (16): 1330-1393.

[13] Hemphill JC, Greenberg SM, Anderson CS, et al. Guidelines for the management of spontaneous intracerebral hemorrhage: a guideline for healthcare professionals from the American Heart Association/American Stroke Association. Stroke, 2015, 46 (7): 2032-2060.

[14] Kirchhof P, Benussi S, Kotecha D, et al. 2016 ESC Guidelines for the management of atrial fibrillation developed in collaboration with EACTS. European Heart Journal, 2016, 37 (38): 2893-2962.

[15] Biffi A, Kuramatsu JB, Leasure A, et al. Oral anticoagulation and functional Outcome after intracerebral hemorrhage. Annals of Neurology, 2017, 82 (5): 755-765.

[16] Kuramatsu JB, Gerner ST, Schellinger PD, et al. Anticoagulant reversal, blood pressure levels, and anticoagulant resumption in patients with anticoagulation-related intracerebral hemorrhage. JAMA, 2015, 313 (8): 824-836.

[17] Poon MTC, Fonville AF, Al-Shahi Salman R. Long-term prognosis after intracerebral haemorrhage: systematic review and meta-analysis. Journal of Neurology, Neurosurgery, and Psychiatry, 2014, 85 (6): 660-667.

[18] Banerjee G, Carare R, Cordonnier C, et al. The increasing impact of cerebral amyloid angiopathy: essential new insights for clinical practice. Journal of Neurology, Neurosurgery, and Psychiatry, 2017, 88 (11): 982-994.

[19] Ruff CT, Giugliano RP, Braunwald E, et al. Comparison of the efficacy and safety of new oral anticoagulants with warfarin in patients with atrial fibrillation: a meta-analysis of random-

ised trials. Lancet, 2014, 383 (9921): 955-962.

[20] Connolly SJ, Ezekowitz MD, Yusuf S, et al. Dabigatran versus warfarin in patients with atrial fibrillation. The New England Journal of Medicine, 2009, 361 (12): 1139-1151.

[21] Patel MR, Mahaffey KW, Garg J, et al. Rivaroxaban versus warfarin in nonvalvular atrial fibrillation. The New England Journal of Medicine, 2011, 365 (10): 883-891.

[22] Granger CB, Alexander JH, McMurray JJV, et al. Apixaban versus warfarin in patients with atrial fibrillation. The New England Journal of Medicine, 2011, 365 (11): 981-992.

[23] Wilson D, Seiffge D J, Traenka C, et al. Outcome of intracerebral hemorrhage associated with different oral anticoagulants. Neurology, 2017, 88 (18): 1693-1700.

[24] Inohara T, Xian Y, Liang L, et al. Association of intracerebral hemorrhage among patients taking non-vitamin K antagonist vs vitamin K antagonist oral anticoagulants with in-hospital mortality. JAMA, 2018, 319 (5): 463-473.

[25] Heidbuchel H, Verhamme P, Alings M, et al. Updated European Heart Rhythm Association Practical Guide on the use of non-vitamin K antagonist anticoagulants in patients with nonvalvular atrial fibrillation. Europace: European Pacing, Arrhythmias, and Cardiac Electrophysiology: Journal of the Working Groups on Cardiac Pacing, Arrhythmias, and Cardiac Cellular Electrophysiology of the European Society of Cardiology, 2015, 17 (10): 1467-1507.

[26] Halvorsen S, Storey RF, Rocca B, et al. Management of antithrombotic therapy after bleeding in patients with coronary artery disease and/or atrial fibrillation: expert consensus paper of the European Society of Cardiology Working Group on Thrombosis. European Heart Journal, 2017, 38 (19): 1455-1462.

[27] Tomaselli GF, Mahaffey KW, Cuker A, et al. 2017 ACC Expert Consensus Decision Pathway on management of bleeding in patients on oral anticoagulants: a report of the American Col-

lege of Cardiology Task Force on Expert Consensus Decision Pathways. Journal of the American College of Cardiology, 2017, 70 (24): 3042-3067.

[28] Steiner T, Salman R A-S, Beer R, et al. European Stroke Organisation (ESO) Guidelines for the management of spontaneous intracerebral hemorrhage. International Journal of Stroke, 2014, 9 (7): 840-855.

[29] 中华医学会神经病学分会，中华医学会神经病学分会脑血管病学组. 中国脑出血诊治指南（2014）. Chinese Journal of Neurology, 2015, 48 (6): 435-444.

第九章　神经保护治疗

脑出血占亚洲人群中所有脑卒中患者的20%～30%，其致死率和致残率高。与缺血性脑卒中相比，脑出血的有效治疗手段较局限。目前，尚无经大型临床研究证实的神经保护药物或手术治疗方案。通过减少继发性脑损伤过程来改善脑出血临床预后的神经保护剂和（或）保护策略在临床前研究中显示出了潜在的获益，其中一些神经保护策略在临床研究中亦显示出一定的安全性和有效性。

一、针对原发性脑损伤机制的治疗方案

脑出血通过原发性及继发性机制造成脑损伤。血液进入脑实质，造成脑细胞结构破坏，血肿形成，使周围脑组织受压，严重时可导致颅内压增高，此种物理性损伤为原发性脑损伤机制。针对原发性脑损伤的治疗方法主要包括：控制血压、止血、减轻血肿压迫。

（一）控制血压

急性脑出血强化降压试验（INTERACT 2 研究），是一项前瞻性、开放性、终点盲性的随机对照研究，包括2839名自发性脑出血（＜6 h）和收缩压升高患者，随机分入强化降压（目标收缩压＜140 mmHg）或基于指南（收缩压＜180 mmHg）进行血压管理。研究结果显示，起病后1 h内收缩压降低至≤140 mmHg未明显改善患者90天的主要转归（死亡或严重残疾），但强化降压治疗使

mRS 评分发生了显著的有利变化[1]。

（二）止血治疗

氨甲环酸（TXA）是一种抗纤维蛋白溶解药物，具有迅速止血而降低患者死亡率的作用。包括 TICH-1 在内的两个小样本研究，证实氨甲环酸治疗急性颅内出血具有较好的安全性。TICH-2 研究是一个国际多中心、安慰剂对照的随机 3 期临床试验，在 12 个国家 124 个医院共纳入 2325 例超急性期颅内出血患者（氨甲环酸组 1161 例，对照组 1164 例）。研究结果表明，对于发病 8 h 内的原发性超急性期脑出血患者，尽管氨甲环酸能够减少血肿扩大、降低早期死亡率和严重不良事件，但不能改善 90 天神经功能缺损症状[2]。

（三）减轻血肿压迫

在减轻血肿方面，早期进行手术治疗还是保守治疗仍然存在争议。针对大脑浅表脑叶出血患者的 STICH 研究（国际颅内出血外科治疗试验）Ⅰ、Ⅱ期，均未显示出早期进行手术治疗的有效性。在 STICH Ⅱ期研究中，27 个国家 78 个研究中心参与的国际性平行组实验，共纳入 601 例不伴有脑室出血的自发性浅表脑出血患者。21%的最初保守治疗患者，由于病情加重最终采取了手术治疗[3-4]。

除传统手术清除血肿外，微创技术也逐渐应用在脑出血急性期治疗中。针对脑室出血患者，CLEAR 研究纳入了 500 例严重脑室内出血患者，将其随机分组至生理盐水组和低剂量阿替普酶组，剂量为 1 mg/8 h，最多 12 次，主要终点为 mRS 评分显示的功能改善。结果显示使用阿替普酶进行脑室内溶栓，与盐水灌洗相比并不能显著改善临床预后[5-6]。MISTIE 研究证实了微创治疗联合重组组织型纤溶酶原激活剂（rt-PA）对中重度脑出血患者的有效性[7]，但 MISTIE Ⅲ期研究表明，该治疗方法并不能改善 365 天时患者达到良好预后的比例[8]。

二、继发性脑损伤机制的治疗靶点——神经保护

脑出血后继发性损伤机制是指由原发性损伤所带来的一系列发生在灰质和白质的毒性级联反应。这一过程使炎症通路被激活，血脑屏障破坏，导致组织坏死、细胞凋亡、水肿，由此引发的有害的正反馈通路导致半暗带低灌注，而半暗带低灌注也会导致细胞坏死、炎症和水肿。尽管体内存在一系列内源性因子可抵抗脑出血所引发的毒性作用，但当毒性作用增强时，内源性因子的抗毒性作用最终会减弱至消失。

脑出血后的神经保护是一个复杂的过程，对于毒性作用机制的抑制及内源性抗毒性作用机制的加强会一定程度减轻脑损伤，产生神经保护作用。近年来大量动物实验证实了作用在上述不同通路的各种神经保护剂对脑出血实验动物预后的改善，包括凝血酶抑制剂、炎症反应抑制剂、抗氧化应激剂等。并且，其中一些基础研究已转化为临床研究。通过对继发性脑损伤的控制能够更大程度改善脑出血患者的预后。

（一）凝血酶抑制剂

脑出血后首先引起的组织反应即是凝血机制的启动。凝血酶是一种丝氨酸蛋白酶，是脑出血后迅速产生的阻止出血及预防血肿扩大的关键介质。在低浓度时，因为上调热休克蛋白和铁调节蛋白而具有神经保护作用。但高浓度凝血酶能消灭体内的神经元及星形胶质细胞，激活小胶质

细胞，导致血脑屏障破坏和脑水肿形成，加重脑损伤。阿加曲班作为凝血酶抑制剂，在小鼠脑出血模型中显示出了具有减轻脑水肿、改善神经功能的作用。

(二) 炎症反应抑制剂

脑出血后神经胶质细胞激活，中性粒细胞进入脑组织，多种炎性介质被激活，从而产生显著的炎症反应，血脑屏障遭到破坏，血液循环中的炎症因子通过血脑屏障进入脑组织从而造成进一步的破坏。

1. 塞来昔布

环氧化酶-2（COX-2）是介导炎症反应的系统性限速酶。脑组织内 COX-2 过度激活会导致谷氨酸毒性和神经炎症。塞来昔布是选择性 COX-2 抑制剂，具有抗炎、抗氧化及潜在的神经保护作用。2009 年的一项随机对照研究表明，住院期间接受塞来昔布治疗超过 7 天（400 mg/d）的脑出血患者与没有接受塞来昔布治疗的脑出血患者相比，其血肿缩小、水肿减轻的程度均较显著[9]。此外，2013 年韩国的一项纳入 44 例患者的多中心随机对照研究表明，脑出血后应用塞来昔布 14 天可以减轻血肿周围水肿[10]。

2. 他汀类药物

他汀类药物除具有降低胆固醇的作用外，还具有减轻炎症、促进内源性神经生成的作用。这一作用在脑出血动物模型中得到多次验证，也在越来越多的临床研究中得到证实。

Flint 等实行的一项纳入 3481 例患者的多中心回顾性队列研究表明，住院期间应用他汀类药物可降低死亡率，减少住院天数。院前应用他汀类药物的脑出血患者，治疗期间中断他汀类药物治疗可增加院内死亡风险[11]。来自中国卒中注册中心的回顾性研究数据表明，脑出血患者住院期间接受他汀类药物治疗，3 个月及 1 年的功能预后较好，死亡率较低[12]。2015 年的一项纳入 16 项研究的 meta 分析表明，院前应用他汀类药物可改善功能预后，但不能降低死亡率；住院期间应用他汀类药物可降低死亡率[13]。另外一项纳入 17 个临床研究的 meta 分析同样表明，他汀类药物可改善脑出血患者的短期和长期临床预后[14]。但所有数据均来自于观察性研究，因此这一结果应慎重解读。一项纳入 2457 例脑出血患者的队列研究表明，尽管他汀类药物的使用与改善脑出血预后有关，但这种结局可能仅仅反映了医生对患者预后的看法，而不是生存的预测指标[15]。一项纳入 176 名连续就诊的脑出血患者的单中心前瞻性队列研究表明，脑出血患者入院前他汀类药物的应用与入院时相对血肿周围水肿（relative perihematomal edema，rPHE）体积降低无关[16]。

（三）抗氧化应激药物

越来越多的证据表明血肿内血红蛋白及铁的释放是造成脑损伤的重要因素之一。脑出血后血肿周围脑组织存在铁沉积，铁可通过自由基的生成进一步造成脑组织损伤。

1. 去铁胺

去铁胺是一种铁螯合剂，传统上用于处理铁超载的情况。其可以透过血脑屏障与脑组织周围沉积的铁进行螯合，减少神经元坏死，减轻白质水肿，起到神经保护作用。一项多中心、非劣效性设计、随机、双盲、安慰剂对照的Ⅱ期临床试验表明，脑出血后 24 h 内接受去铁胺甲磺酸治疗［32 mg/(kg・d)，连续 3 天］是安全的，但该研究未显示出去铁胺甲磺酸在改善临床结局（90 天 mRS 评分 0～2 分）方面的有效性[17]。

2. NXY-059（地舒芬通钠）

地舒芬通钠是一种具有自旋捕获自由基能力的硝基酮。由于它们的碳氮键，它们能够与反应性自由基结合，稳定自由基，防止自由基破坏细胞。因此，NXY-059 被认为具有神经保护功能。CHANT Ⅰ期临床试验认为 NXY-059 可以作为治疗脑出血安全有效的药物，且在发病 6 h 内应用效果更佳，但未进一步开展后续研究；仅有的数据表明 NXY-059 并不能减少致残率、改善神经功能缺损或改善 3 个月的 mRS 评分。

（四）内源性防御机制

过氧化物酶体增殖物激活受体（PPAR-γ）能加强小胶质细胞、巨噬细胞的吞噬功能，与此同时，还能下调促炎介质的表达、上调抗氧化酶的表达，最终可促进血肿吸收，减少有害的促炎反应和氧化应激反应，从而减轻脑组织的继发性损害。动物研究已证实其通过调节炎症介质的分子机制，包括增加抗炎症因子 TGF-β 和 IL-10 的表达以及 CD36 来上调小神经胶质细胞的吞噬活动。临床上相关的 PPAR-γ 激动剂包括噻唑烷二酮类，其中吡格列酮作为治疗 2 型糖尿病的常用药物，近年来被应用于脑出血领域的临床研究中。一项探索吡格列酮在脑出血中安全剂量的随机、双盲、安慰剂对照的临床试验（NCT00827892）已完成，期待其结果为吡格列酮在脑出血的治疗增加证据。

（五）多效能物质

1. 米诺环素（二甲胺四环素）

米诺环素作为一种广谱四环素类抗生素，因其潜在的神经保护作用日益在脑卒中领域受到重视。它是一种铁螯合剂，同时也是有效的基质金属蛋白酶 9（MMP-9）抑制剂，发挥着独特的抗炎作用。一项基础研究表示在第1、3、7天给脑出血小鼠模型注射米诺环素，能通过抗自体吞噬及抗凋亡机制发挥神经保护作用。一项纳入16例患者的单中心、随机对照、开放标签的研究表明，原发性脑出血患者发病24 h内首次静脉注射400 mg，随后口服400 mg/d，连续4天是安全的，能维持有效的血清浓度，峰值浓度为3 mg/L，半衰期为（17.5±3.5）h。但该研究并未显示出米诺环素在减少MMP-9、白细胞介素和血肿周围水肿方面具有统计学意义，可能与样本量较少、首剂用药时间窗过长有关[18]。

2. 镁剂

镁在神经传导和神经肌肉传导中发挥着不可替代的作用，此外，镁还具有神经保护的作用，能够影响血管功能，减轻N-甲基-D-天冬氨酸（NMDA）受体介导的兴奋性中毒。一项纳入1700例院前疑似卒中患者（22.8%为脑出血患者，73.3%为脑梗死患者，3.9%为类卒中患者）的随机对照研究表明，起病2 h内静脉应用硫酸镁是安全的，但是未能改善90天的残疾结局[19]。

（六）脐血间充质干细胞

人脐血间充质干细胞（human umbilical cord blood mesenchymal stem cell，hUCB-MSC）具有促进血管再生、抑制炎性反应和调控免疫功能的作用，而且来源广泛、采集方便、相对无菌，近年来被应用于多种疾病的细胞治疗领域中。针对脑出血大鼠模型的基础研究发现局部hUCB-MSC移植治疗不仅能够促进神经功能恢复，还能够改善损伤脑组织代谢，但尚未有临床研究对其进一步证实。

（七）亚低温治疗

多个研究表明，低体温与降低兴奋性毒性损伤、改变和抑制凋亡信号、减少兴奋性氨基酸的释放、抑制炎症和减少血脑屏障的破坏有关。一项纳入 18 个临床前研究的 meta 分析表明，亚低温治疗与血肿周围水肿减少及良好的功能预后有关[20]。然而，两项胶原酶致出血小鼠模型的研究表明，脑出血后亚低温治疗具有加重出血的风险。一项多中心、双盲、安慰剂对照的随机研究表明，急性卒中后 12 h 内应用高剂量对乙酰氨基酚进行亚低温治疗（6 g/d，持续 3 天）可能是安全的，但其对功能预后的影响仍不清楚[21]。一项单中心回顾性病例对照研究表明在脑出血后 1～2 天内启动血管内亚低温治疗，可能会更好地控制血肿周围水肿的进展，但是对 3 天后血肿周围水肿的影响有限[22]。由于亚低温治疗的降温方法、启动时机、目标温度、持续时间、复温速度均影响治疗效果和并发症的发生，目前尚无公认的亚低温治疗方案。2018 年英国专家共识指出[23]，对脑出血后发热患者采取降温治疗可能是合理的，可以对自发性脑出血昏迷患者采取亚低温治疗（35～37℃），但对于急性脑出血后是否、何时、为哪些患者进行预防性或早期降温治疗，目前的随机对照试验尚未提供充分的证据。

三、小结

综上所述，为改善脑出血患者的临床预后，神经保护剂和（或）保护策略的应用必不可少。目前的临床前研究和临床研究部分证实了一些神经保护策略的作用，但仍需更完善的临床方案设计、更合理的随机对照研究进一步验证，从而为脑出血神经保护治疗提供充足的证据，为患者带来更多的临床获益。

（丁晶）

参考文献

[1] Anderson CS，Heeley E，Huang Y，et al. Rapid blood-pressure lowering in patients with acute intracerebral hemorrhage. N Engl J Med，2013，368（25）：2355-2365.

[2] Sprigg N，Flaherty K，Appleton JP，et al. Tranexamic acid for hyperacute primary IntraCerebral Haemorrhage（TICH-2）：an international randomised，placebo-controlled，phase 3 superiority trial. Lancet，2018，391（10135）：2107-2115.

[3] Mendelow AD，Gregson BA，Fernandes HM，et al. Early surgery versus initial conservative treatment in patients with spontaneous supratentorial intracerebral haematomas in the International Surgical Trial in Intracerebral Haemorrhage（STICH）：a randomised trial. Lancet，2005，365（9457）：387-397.

[4] Mendelow AD，Gregson BA，Rowan EN，et al. Early surgery versus initial conservative treatment in patients with spontaneous supratentorial lobar intracerebral haematomas（STICH Ⅱ）：a randomised trial. Lancet，2013，382（9890）：397-408.

[5] Ziai WC，Tuhrim S，Lane K，et al. A multicenter，randomized，double-blinded，placebo-controlled phase Ⅲ study of Clot Lysis Evaluation of Accelerated Resolution of Intraventricular Hemorrhage（CLEAR Ⅲ）. Int J Stroke，2014，9（4）：536-542.

[6] Morgan T，Awad I，Keyl P，et al. Preliminary report of the clot lysis evaluating accelerated resolution of intraventricular hemorrhage（CLEAR-IVH）clinical trial. Acta Neurochir Suppl，2008，105：217-220.

[7] Hanley DF，Thompson RE，Muschelli J，et al. Safety and efficacy of minimally invasive surgery plus alteplase in intracerebral haemorrhage evacuation（MISTIE）：a randomised，controlled，open-label，phase 2 trial. Lancet Neurol，2016，15（12）：1228-1237.

[8] Hanley DF，Thompson RE，Rosenblum M，et al. Efficacy and

safety of minimally invasive surgery with thrombolysis in intracerebral haemorrhage evacuation（MISTIE Ⅲ）：a randomised，controlled，open-label，blinded endpoint phase 3 trial. Lancet，2019，393（10175）：1021-1032.

[9] Park HK，Lee SH，Chu K，et al. Effects of celecoxib on volumes of hematoma and edema in patients with primary intracerebral hemorrhage. J Neurol Sci，2009，279（1-2）：43-46.

[10] Lee SH，Park HK，Ryu WS，et al. Effects of celecoxib on hematoma and edema volumes in primary intracerebral hemorrhage：a multicenter randomized controlled trial. Eur J Neurol，2013，20（8）：1161-1169.

[11] Flint AC，Conell C，Rao VA，et al. Effect of statin use during hospitalization for intracerebral hemorrhage on mortality and discharge disposition. JAMA Neurol，2014，71（11）：1364-1371.

[12] Pan YS，Jing J，Wang YL，et al. Use of statin during hospitalization improves the outcome after intracerebral hemorrhage. CNS Neurosci Ther，2014，20（6）：548-555.

[13] Jung JM，Choi JY，Kim HJ，et al. Statin use in spontaneous intracerebral hemorrhage：a systematic review and meta-analysis. Int J Stroke，2015，10 Suppl A100：10-17.

[14] Tapia PJ，Yildiz OC，Schneider T，et al. Meta-analysis of statin use for the acute therapy of spontaneous intracerebral hemorrhage. J Stroke Cerebrovasc Dis，2015，24（11）：2521-2526.

[15] Siddiqui FM，Langefeld CD，Moomaw CJ，et al. Use of statins and outcomes in intracerebral hemorrhage patients. Stroke，2017，48（8）：2098-2104.

[16] Witsch J，Al-Mufti F，Connolly ES，et al. Statins and perihemorrhagic edema in patients with spontaneous intracerebral hemorrhage. Neurology，2019.

[17] Selim M，Foster LD，Moy CS，et al. Deferoxamine mesylate in patients with intracerebral haemorrhage（i-DEF）：a multi-

centre，randomised，placebo-controlled，double-blind phase 2 trial. Lancet Neurol，2019.

[18] Fouda AY，Newsome AS，Spellicy S，et al. Minocycline in acute cerebral hemorrhage：an early phase randomized trial. Stroke，2017，48（10）：2885-2887.

[19] Saver JL，Starkman S，Eckstein M，et al. Prehospital use of magnesium sulfate as neuroprotection in acute stroke. N Engl J Med，2015，372（6）：528-536.

[20] Melmed KR，Lyden PD. Meta-analysis of pre-clinical trials of therapeutic hypothermia for intracerebral hemorrhage. Ther Hypothermia Temp Manag，2017，7（3）：141-146.

[21] de Ridder IR，den Hertog HM，van Gemert HM，et al. PAIS 2（Paracetamol [Acetaminophen] in Stroke 2）：results of a randomized，double-blind placebo-controlled clinical trial. Stroke，2017，48（4）：977-982.

[22] Volbers B，Herrmann S，Willfarth W，et al. Impact of hypothermia initiation and duration on perihemorrhagic edema evolution after intracerebral hemorrhage. Stroke，2016，47（9）：2249-2255.

[23] Andrews P，Verma V，Healy M，et al. Targeted temperature management in patients with intracerebral haemorrhage，subarachnoid haemorrhage，or acute ischaemic stroke：consensus recommendations. Br J Anaesth，2018，121（4）：768-775.

第十章　脑出血并发症的处理

脑出血患者的并发症包括静脉血栓栓塞、癫痫、脑积水，以及肺部感染、尿路感染等，这些并发症会对脑出血患者的预后产生很大影响。本章将对脑出血主要并发症的处理进行阐述。

一、静脉血栓栓塞

静脉血栓栓塞（venous thromboembolism，VTE）包括深静脉血栓形成（deep vein thrombosis，DVT）和肺栓塞（pulmonary embolism，PE），是脑出血患者常见的并发症之一，无论是 DVT 还是 PE，都能显著延缓脑出血患者的功能恢复，延长住院时间，并可能增加病死率。脑出血患者因肢体瘫痪、长期卧床和特异性高凝状态而成为血栓形成的高危人群，脑出血患者 VTE 的风险是急性缺血性脑卒中患者的 2～4 倍。有症状的 VTE 发生率为 1％～2％，而亚临床 DVT 较临床有症状 DVT 更为多见，文献报道静脉超声检测到的 DVT 发生率为 20％～40％。脑出血患者，PE 的发生率为 0.5％～2％，其中一半是致命性的[1]。

（一）危险因素

1. 脑出血严重程度

卧床和偏瘫是脑卒中患者发生 VTE 的最重要危险因素。脑出血患者早期常需卧床休息和限制活动，血液淤滞导致凝血因子堆积、凝血系统激活而呈高凝状态。同时，脑出血患者常伴有不同程度的肢体偏瘫，由于肌肉收缩功能缺损，导致与肌肉运动相关的静脉瓣功能受损，静脉血回流不畅，血液淤滞于静脉内形成血栓。研究表明，NIHSS 评分是脑出血患者发生 DVT 的独立危险因素，NIHSS 评分越高，DVT 的发生率越高。

2. 年龄和心血管危险因素

年龄越大，发生 VTE 的风险越高。研究表明，80 岁人群的 DVT 发生率是 30 岁人群的 30 余倍。脑出血患者通常有长期的高血压、高血脂、糖尿病和吸烟史等，这些心血管危险因素会导致血管内皮细胞功能受损，静脉内皮完整性被破坏，血栓形成风险增加。

3. 高凝状态

脑出血急性期利尿剂的使用、液体的限制摄入等治疗措施和心血管危险因素均会导致血液呈现高凝状态，易导致血栓形成。

（二）临床表现

1. 深静脉血栓形成（DVT）

根据深静脉血栓形成发生的部位，患者临床表现各异。上肢 DVT 主要表现为手部的肿胀和疼痛，手指活动受限。下肢 DVT 是最常见的类型，主要表现为患肢疼痛、肿胀、发硬，活动后加重。常见体征为患肢压痛、皮肤苍白、皮温下降，沿血管可扪及索状物。血栓发生在髂-股静脉时，表现为全下肢明显肿胀，患侧髂窝、股三角区有疼痛和压痛，浅静脉扩张；血栓发生在股静脉时，主要表现为大腿肿胀，而小腿肿胀往往并不严重；血栓发生在小腿深静脉时，Homans 征和 Neuhofs 征阳性。后期血栓机化，常遗留静脉功能不全，表现为浅静脉曲张、色素沉着、溃疡和肿胀等深静脉血栓形成后综合征。

2. 肺栓塞（PE）

急性 PE 常表现为突发的呼吸困难、咯血或胸痛，也可见发绀、除外其他原因的心动过速、晕厥、低血压、休克等，50%以上患者表现为猝死。由于其临床表现缺乏特异性，故易造成漏诊、误诊。

（三）辅助检查

1. 深静脉血栓形成（DVT）

（1）超声检查：包括彩色多普勒超声和加压超声成像。对于症状性的 DVT，彩色多普勒超声的灵敏度和特异度均大于 90%，加压超声成像的灵敏度和特异度可达 97%。但对于无症状的 DVT，彩色多普勒超声诊断的灵敏度仅为 75%，特别是膝关节以下的 DVT，检测效能更低。但通常被超声漏诊的这部分血栓较小，不易引起血管堵塞，对超声检查阴性患者，可在 5～7 日后复查以提高检出的阳性率。

（2）静脉血管造影：是诊断急性或慢性 DVT 的金标准，可明确显示出静脉管腔通畅情况，有效判断有无血栓，及血栓的位置、范围、形态和侧支循环情况，并可同时进行介入治疗。但因其使用造影剂、有创性操作、高风险和高费用等问题，限制了其在临床的应用。

（3）磁共振成像（MRI）：MRI 对静脉血栓成像的清晰度高于超声，其灵敏度和特异度均达 90%以上，且具有无创的优点。缺点是价格昂贵且耗时长，限制了其使用范围。

（4）实验室检查：D-二聚体对诊断 DVT 的灵敏度很高，达到 95%以上，而且简便易行，只需检测外周血即可，但这种方法的特异度仅有 30%～40%。因此不适宜单独将D-二聚体作为脑出血急性期DVT的监测指标。D-二聚体与超声检查结合可提高无症状性DVT的检出率，进一步筛查出需要其他影像学检查确诊的病例。

2. 肺栓塞（PE）

诊断PE目前首选的诊断方法为多层螺旋CT肺动脉造影。直接征象为肺动脉血管内的低密度充盈缺损部分或完全被不透光的血流所包围（即“轨道征”），或者呈完全充盈缺损、远端血管闭塞；间接征象表现为肺野内可见楔形密度增高影、条带状高密度区或呈盘状肺不张、中心肺动脉扩张及远端分支血管内血流减少或消失。多层螺旋CT肺动脉造影不仅能显示PE的部位、性质、急慢性起病，还能观察到肺的灌注情况、梗死情况和心功能等。由于其无创、便捷，且灵敏度、特异度均达80%以上，在PE诊断方面具有重要地位。其他影像学方法，如MRI、肺动脉造影等对诊断PE亦有一定的价值，对采用多层螺旋CT肺动脉造影不能确诊的患者，可以采用其他方法。

（四）预防

1. 鼓励患者早期进行下肢肌肉主动收缩，适时对肌肉进行被动挤压按摩，尽可能避免穿刺下肢静脉输液，特别是瘫痪侧肢体。

2. 间歇充气加压（intermittent pneumatic compression，IPC）装置是抗血栓压力泵，它按预先设定的周期形成循环压力，对下肢静脉从远心端到近心端挤压，促进下肢血液回流，从而减少血液淤滞，达到预防DVT的目的。目前指南明确指出脑出血后尽早使用IPC可有效预防VTE形成[2]。腿部存在开放伤口的患者不得使用IPC，已存在DVT、心力衰竭、严重周围血管疾病或意识模糊的患者应谨慎使用，以防无人看护而患者尝试活动时可能引起的跌倒和受伤。

3. 弹力袜以及梯度压力袜（graduated compression stockings，GCS）可以对肢体形成持续压力，压缩静脉而直接减少血液淤积，起到“肌肉泵”的作用。然而，一项汇总分析显示 GCS 并不能降低 DVT 发生率。欧洲卒中组织发布的自发性脑出血管理指南不推荐采用长筒和中筒弹力袜预防 DVT，而推荐采用 IPC 或 IPC 联合 GCS 降低 DVT 风险[2]。

4. 通过早期使用抗凝药物改善脑出血患者的血液高凝状态，但同时亦存在导致颅内血肿扩大而加重病情的风险。一项非对照研究表明脑出血发病后第 2 天开始抗凝治疗能减少血栓栓塞性疾病，而不会增高再出血风险[3]。2 项小样本随机试验，在脑出血发病后第 4 天或第 10 天开始皮下注射小剂量肝素，与对照组相比，未能发现 DVT 存在差异，也未发现出血风险增高[4-5]。对于每一位患者来说，需要权衡肺栓塞致死与再出血的风险，采用个体化的治疗方法。“中国脑出血诊治指南 2014”推荐对易发生深静脉血栓形成的高危患者，排除凝血功能障碍所致脑出血，在证实出血停止后可皮下注射小剂量低分子量肝素或普通肝素预防深静脉血栓形成，但应注意出血的风险。在药物类型选择方面，低分子量肝素具有生物利用度高、半衰期长、肝素诱导性血小板减少症风险低、无需实验室监测等优点，可作为 VTE 预防的首选药物。预防 VTE 时抗凝药的使用疗程一般为 7～14 天[6]。

（五）治疗

1. 一般治疗

卧床休息和抬高患肢，以促使血栓紧紧黏附于静脉内膜，减轻局部疼痛。同时，避免因过度运动和按摩导致栓塞脱落而发生 PE。

2. 下腔静脉滤器

对于近端 DVT 患者，尤其是对于存在抗凝治疗绝对禁忌证或暂时不能接受抗凝治疗者，使用下腔静脉滤器可预防 DVT 源性 PE 的发生。但下腔静脉滤器亦会带来一定的并发症，如穿刺部位血肿、静脉栓塞、腔管堵塞等。

3. 抗凝治疗

下腔静脉滤器置入后是否使用抗凝药取决于风险-效益评估，包括潜在的再出血风险（脑淀粉样变性相关脑出血比高血压性脑出血更易发生再出血）、特殊病史（如心房颤动等）以及患者的当前病情。目前全身抗凝治疗仍存在争议，部分研究对 DVT 患肢进行局部静脉抗凝和溶栓治疗，成功率较高，且治疗过程中无 PE 和重要脏器出血事件发生，但其操作控制较为困难，目前并未推广[7]。

4. 溶栓治疗

对于急性 PE 患者，在发病 48 h 内进行溶栓治疗能取得最佳的疗效，在 6～14 天内行溶栓治疗仍有一定的效果。溶栓药建议使用尿激酶，用法为 20 000 U/kg 静脉滴注 2 h，也可使用重组组织型纤溶酶原激活剂（rt-PA）50～100 mg 持续静脉滴注 2 h 进行溶栓。

5. 外科手术取栓术

存在广泛髂-股静脉血栓形成伴动脉血供障碍而肢体趋于坏疽的脑卒中后 DVT 患者，常需手术取栓，一般在发病 72 h 内，尤以 48 h 内效果最好。已经发生 PE 的患者，手术取栓是挽救 PE 患者生命的重要途径之一。

二、癫痫

脑出血后癫痫发作分为早发型和迟发型。早发型癫痫发作通常是指在急性出血后 1 周内首次出现的癫痫发作，大型流行病学研究显示脑出血早期癫痫发作率在 7%～16%[8]。迟发型癫痫发作通常指在急性卒中发病 1 周后首次出现的癫痫发作，其发作高峰为卒中后 6～12 个月。研究显示，50%～70%的癫痫发生在脑出血后 24 h 内，90%的癫痫在最初 3 天内发生。此外，28%～31%的脑出血患者行脑电图检查时发现痫性放电，而无临床癫痫发作[9]。早发型癫痫的发生主要与血肿对周围神经元的压迫、脑水肿、血液循环障碍及血液成分的刺激等因素有关，一般可短时程使用抗癫痫药物。迟发型癫痫可能主要是由于脑内胶质细胞增生、瘢痕形成刺激所致，需长期正规的抗癫痫治疗。

（一）影响因素

1. 病灶部位

与其他部位受累相比，脑叶出血伴有皮质受累时更易发生癫痫发作。脑叶出血中颞叶出血继发性癫痫的发生率最高，顶叶次之，额叶和枕叶相对较少。

2. 性别和年龄

卒中后癫痫发作在男性患者中更常见；低龄患者较高龄患者更易发生卒中后癫痫发作，而老年卒中患者的癫痫发作形式往往不典型。

（二）辅助检查

脑电图是脑出血后癫痫发作的主要辅助检查方法，包括普通脑电图、动态脑电图和视频脑电图等，有助于早期发现临床症状轻微或无临床特征的癫痫发作，从而实现早期干预。动态脑电图能提高脑出血后癫痫发作诊断的阳性率，并有助于明确与出血部位的关系。长程视频脑电图比常规脑电图更能检出痫样放电波。

（三）治疗

脑出血患者不推荐常规应用抗癫痫药物预防癫痫发作。多数研究显示预防性使用抗癫痫药物（尤其是苯妥英钠）增加脑出血患者的死亡率和残疾率[13]，但少数外科医师主张对幕上较大血肿或幕上手术后患者进行预防癫痫治疗。

1. 早发型癫痫发作

脑出血时，早发型癫痫发作可能预示会有迟发型癫痫发作，预防性使用抗癫痫药物可降低卒中后癫痫的发生率。脑出血患者出现精神状态改变且脑电图发现痫样放电时，亦推荐使用抗癫痫药物治疗[14]。

2. 迟发型癫痫发作

迟发型癫痫发作应按癫痫常规治疗，但目前对用药时机、药物选择和疗程并无明确定论。第一代抗癫痫药物如苯妥英钠、苯巴比妥、丙戊酸钠、苯二氮䓬类等药物由于存在潜在的不良反应，例如抑制多种有助于卒中后行为恢复的神经可塑性机制、影响骨健康、与抗凝及水杨酸类药物相互作用、耐受性较差等，因此并非治疗卒中后癫痫的最佳选择。相比之下，第二代抗癫痫药如左乙拉西坦、拉莫三嗪、加巴喷丁等可能更有优势。

（四）癫痫与脑出血预后的关系

ICH 后早期癫痫发作与脑出血预后的关系尚不明确。在几个小型队列研究中，早期临床癫痫发作与较小的血肿和良好预后有关，该研究结论可能与研究中并未采用脑电图监测痫样放电情况，导致漏诊部分非惊厥性癫痫发作有关[10-11]。另一项研究纳入 ICU 的脑出血患者，研究显示脑电图监测的痫样放电与预后不良有关，但目前不清楚这是否由于癫痫造成的额外损害[12]。迟发型癫痫与脑出血预后的关系研究较少，两者之间的关系尚不清楚。

三、脑积水

脑积水是ICH常见的并发症之一。ICH后脑积水形成的原因包括：血性脑脊液造成蛛网膜绒毛堵塞，抑制脑脊液的吸收；脑脊液中红细胞溶解后，蛋白质含量显著升高，导致脑脊液吸收障碍等。

脑积水轻症者出现嗜睡、思维缓慢、短时记忆受损、展神经麻痹等；严重者可出现颅内高压，甚至脑疝，极大增加了ICH的死亡率和致残率。

常见的药物治疗主要包括乙酰唑胺和甘露醇等，但临床实践证实，药物治疗不能降低后期手术引流的可能性，且存在一定的副作用。手术治疗是ICH后脑积水的首选治疗方法，包括腰大池、脑室外引流术及腰椎穿刺术等，通过脑脊液引流可有效改善神经功能症状。

四、感染

（一）肺部感染

脑出血早期及晚期均可出现肺部感染。一项多中心的临床研究报道，卒中后肺部感染的发生率约为1.6%[15]。其危险因素包括意识障碍、卧床、吞咽困难和误吸等，其中误吸是导致肺部感染的一个重要原因，因此对存在意识障碍或吞咽困难的患者，留置胃管可减少误吸及肺部感染的发生。脑出血患者绝对卧床，易发生坠积性肺炎，应加强护理，注意翻身拍背预防肺炎。有研究显示，卒中后瘫痪侧肺部更容易出现感染，可能与瘫痪侧胸腹运动减弱有关。目前指南不推荐对脑出血患者预防性使用抗生素，已出现肺部感染的患者，应根据经验或痰培养及药敏结果选择抗生素。

（二）尿路感染

尿路感染在脑出血患者中亦很常见。既往研究报道脑卒中患者尿路感染的发生率高达17.2%[15]，其高发生率可能与以下因素有关：留置尿管、绝对卧床、卒中后膀胱及外括约肌的功能障碍。应对排尿障碍进行早期评估，尿失禁患者尽量避免留置尿管，尿潴留患者应测定膀胱残余尿，必要时可间歇性导尿。出现尿路感染时，应根据经验及尿培养结果选用抗生素。

（范玉华　蓝琳芳　蔡颖）

参考文献

[1] 顾双双，沙杜鹃，张均. 脑出血合并静脉血栓栓塞的预防和治疗. 国际脑血管病杂志，2012，20（7）：513-518.

[2] Steiner T，Al-Shahi SR，Beer R，et al. European Stroke Organisation（ESO）guidelines for the management of spontaneous intracerebral hemorrhage. Int J Stroke，2014，9（7）：840-855.

[3] Lacut K，Bressollette L，Le Gal G，et al. Prevention of venous thrombosis in patients with acute intracerebral hemorrhage. Neurology，2005，65（6）：865-869.

[4] Boeer A，Voth E，Henze T，et al. Early heparin therapy in patients with spontaneous intracerebral haemorrhage. J Neurol Neurosurg Psychiatry，1991，54（5）：466-467.

[5] Wasay M，Khan S，Zaki KS，et al. A non-randomized study of safety and efficacy of heparin for DVT prophylaxis in intracerebral haemorrhage. J Pak Med Assoc，2008，58（7）：362-364.

[6] Wasay M，Khan S，Zaki KS，et al. A non-randomized study of

safety and efficacy of heparin for DVT prophylaxis in intracerebral haemorrhage. J Pak Med Assoc，2008，58 (7)：362-364.

[7] Khripun AI，Shurygin SN，Mirnkov AB，et al. Treatment and prevention of thromboembolism in patients with intracranial hemorrhage. Khirurgiia (Mosk)，2010，12：4-8.

[8] Beghi E，D'Alessandro R，Beretta S，et al. Incidence and predictors of acute symptomatic seizures after stroke. Neurology，2011，77 (20)：1785-1793.

[9] Szaflarski JP，Rackley AY，Kleindorfer DO，et al. Incidence of seizures in the acute phase of stroke：a population-based study. Epilepsia，2008，49 (6)：974-981.

[10] Claassen J，Jette N，Chum F，et al. Electrographic seizures and periodic discharges after intracerebral hemorrhage. Neurology，2007，69 (13)：1356-1365.

[11] Passero S，Rocchi R，Rossi S，et al. Seizures after spontaneous supratentorial intracerebral hemorrhage. Epilepsia，2002，43 (10)：1175-1180.

[12] Vespa PM，O'Phelan K，Shah M，et al. Acute seizures after intracerebral hemorrhage：a factor in progressive midline shift and outcome. Neurology，2003，60 (9)：1441-1446.

[13] Hemphill JR，Greenberg SM，Anderson CS，et al. Guidelines for the management of spontaneous intracerebral hemorrhage：a guideline for healthcare professionals from the American Heart Association/American Stroke Association. Stroke，2015，46 (7)：2032-2060.

[14] Dastur CK，Yu W. Current management of spontaneous intracerebral haemorrhage. Stroke Vasc Neurol，2017，2 (1)：21-29.

[15] Aslanyan S，Weir CJ，Diener HC，et al. Pneumonia and urinary tract infection after acute ischaemic stroke：a tertiary analysis of the GAIN International trial. Eur J Neurol，2004，11 (1)：49-53.

第十一章 颅内压的监测和治疗

颅内压（intracranial pressure，ICP）升高常见于头部创伤、颅内出血、脑动脉瘤破裂后蛛网膜下腔出血、颅内肿瘤、肝性脑病等。顽固性 ICP 升高可降低脑灌注压（cerebral perfusion pressure，CPP），引起脑缺血或通过压迫脑干引起脑疝而导致死亡或造成严重的神经损伤。因此，及时诊断和适当干预至关重要。

ICP 升高本身导致的死亡率约为 20%[1]。因此，快速识别升高的 ICP 至关重要，连续 ICP 监测对于评估治疗效果和脑损伤的演变都很重要。很多回顾性研究和数据库研究都支持 ICP 监测的作用[2-6]。

ICP 监测的目标是动态维持最佳 CPP。降低颅内压可以选择 3%氯化钠（NaCl）、甘露醇或利尿剂、脑室造口术、脑脊液（CSF）引流、戊巴比妥、手术减压等治疗。

如果控制 ICP 措施有效后，ICP 能在 48～72 h 内保持正常，或者神经系统状况改善，能够遵嘱运动，这时可以停止 ICP 监测。

一、颅内压升高的病理生理学机制及病理性颅内压波形[7]

颅内脑组织约占颅内容积的 85%，血液占 10%，脑脊液占 5%。如果颅内某种成分（脑组织、血液、脑脊液等）体积增加，如颅内出血或脑部肿瘤，脑脊液会被挤压到脊髓，颅内血管会收缩以减少脑血容量，这些机制可减缓颅内压升高。颅内成分的体积缓慢增加，大脑有足够时间适应，颅内压可保持正常或缓慢增加；如果颅内体积突然增加，如突然脑出血，颅内压会急剧升高。无论急性或慢性，颅内体积继续增加，代偿机制耗竭，就会引起颅内压急剧升高。一般颅内体积增加不超过 30 ml，代偿机制可以保持颅内压稳定。颅内体积继续增加，颅内压会急剧增加，增加到 50～60 mmHg（由平均动脉压和脑血管阻力决定）时，脑内小动脉血流完全停止，颅内压不再进一步升高。脑血流量（cerebral blood flow，CBF）和脑部病变的关系如表 11-1 所示。

表 11-1　脑血流量（CBF）与脑部病变的关系

CBF［ml/(100 g · min)］	脑部病变
50	脑电图正常（无病变）
25	脑电图慢波
15	等电位脑电图
6～15	缺血性半影
<6	神经性死亡

（一）ICP 正常和升高的定义[8]

一般情况下，成人仰卧位 ICP 为 7～15 mmHg，超过 15 mmHg 就被认为是颅内压升高，超过 20 mmHg 可认为是病理性颅内压升高。ICP 与体位有关，头部抬高时，测量值会降低。一般情况下，儿童仰卧位时 ICP 小于 15 mmHg，婴幼儿为 5～10 mmHg，新生儿低于大气压。成人脉络丛和中枢神经系统的其他部位产生脑脊液的速度为 20 ml/h，约 500 ml/d。脑脊液可被蛛网膜颗粒吸收入静脉。脑室梗阻、静脉窦闭塞、蛛网膜颗粒堵塞等可以影响脑脊液吸收，导致颅内压升高。

（二）颅内压升高的原因

1. 占位性病变：肿瘤、脓肿、颅内出血（硬膜外血肿、硬膜下血肿、脑实质内血肿）等。

2. 脑脊液阻塞（脑积水）：占位性病变（阻碍正常脑脊液流动）、导水管狭窄、Chiari 畸形等。
3. 脑水肿：头部损伤、缺血性脑卒中伴血管源性水肿、缺氧或缺血性脑病、术后水肿等。
4. 静脉压增加：由于脑静脉窦血栓形成、心力衰竭、上腔静脉或颈静脉血栓形成、颈静脉阻塞等。
5. 代谢紊乱：低渗透压、低钠血症、尿毒症脑病、肝性脑病等。
6. 脑脊液容量增加：脉络丛肿瘤（乳头状瘤或癌）等。
7. 特发性颅内高压。
8. 假性脑肿瘤。

（三）Monro-Kellie 假说[8-9]

1783 年，Alexander Monro 首次提出颅内压升高假说，Kellie 在 1824 年观察 2 例患者后为这个假说提供了更多支持。该假说的主要内容是：颅内容积是固定的，颅内含有 3 种组成成分，即脑脊液、脑实质和血液。如果颅内有占位性病变，或颅内成分容积增加，超过其顺应性，就会导致颅内压升高。

1. 颅内顺应性

颅内顺应性指颅内单位压力的变化引起的容积变化（DV/DP）。这种变化开始是线性关系，后期可能变成指数关系。随着颅内容积增加，颅内压缓慢增加，脑脊液被挤压到脊髓，脑静脉扩张，脑血流增加。一旦这种压力缓解机制消失，即使颅内容积少量增加，颅内压也会显著增加。颅内顺应性降低时，颅内压波形发生改变。颅内压波形的幅度可以提示顺应性的变化：顺应性下降时，颅内压脉冲幅度增高。颅内压危象时，颅内压波形第二峰（P_2）增高，甚至超过第一峰（P_1）（图 11-1）。

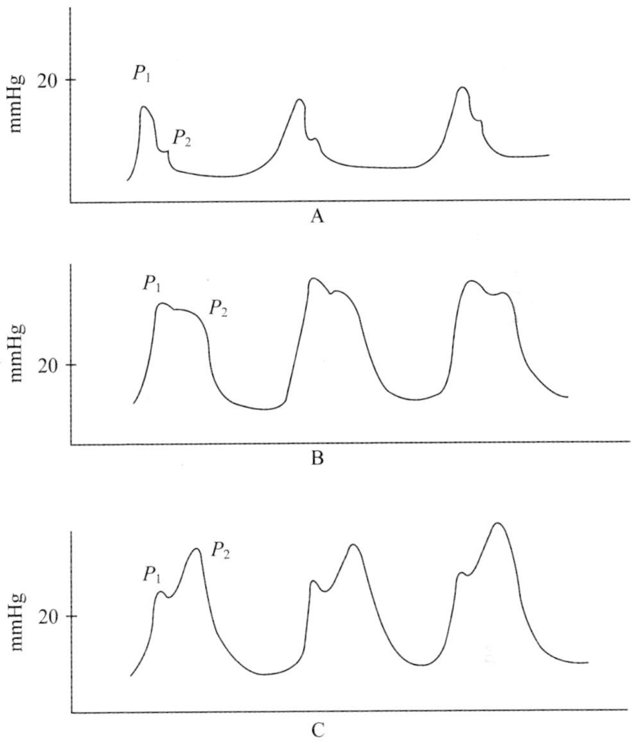

图 11-1　颅内压（ICP）波形。**A.** 正常颅内压波形；**B.** ICP 升高，颅内压脉冲幅度增高，P_2 增高；**C.** ICP 危象，$P_2 > P_1$

2. 脑灌注压[9-10]

ICP 升高最主要的不良后果是脑血流下降及脑灌注不足导致的脑缺血缺氧性损伤。脑灌注压（CPP）是平均动脉压（MAP）与颅内压的差值（CPP＝MAP－ICP）。CPP 及脑血容量决定脑血流量。CPP 介于 50～100 mmHg 时，脑血管可自主调节，保持脑血流量稳定。脑损伤导致脑自主调节能力降低时，可能会使脑血流与脑灌注压出现线性关系。虽然不同患者最佳脑灌注压不同，但最佳脑灌注压应该大于 60 mmHg（防止脑缺血），并小于 110 mmHg

(防止灌注性脑水肿)。临床上这种最佳脑灌注压的概念非常重要。CPP正常时，即使颅内压高（如MAP 90 mmHg，ICP 30 mmHg，CPP 60 mmHg），也会给临床医师更多的时间思考下一步治疗策略。如果ICP不变，MAP低，脑灌注压持续低，可能会造成不可逆的脑损伤。

3. 病理性ICP波形[9]

颅内压升高的患者，可能会出现病理性颅内压升高波形（图11-2）。平台波A指高压波，持续时间长。这种波是颅内压值与时间的关系曲线。平台波是引起持续脑损伤的高危波形，可显著降低脑灌注，延长颅内压危象时间。它通常在脑灌注压或颅内顺应性降低时突然出现。脑灌注压或颅内顺应性降低持续数分钟或数小时，颅内压可高于50～100 mmHg，是急性脑损伤预后不良的征象。低幅波B是指颅内压低幅度、持续时间短，提示颅内顺应性储备危象。

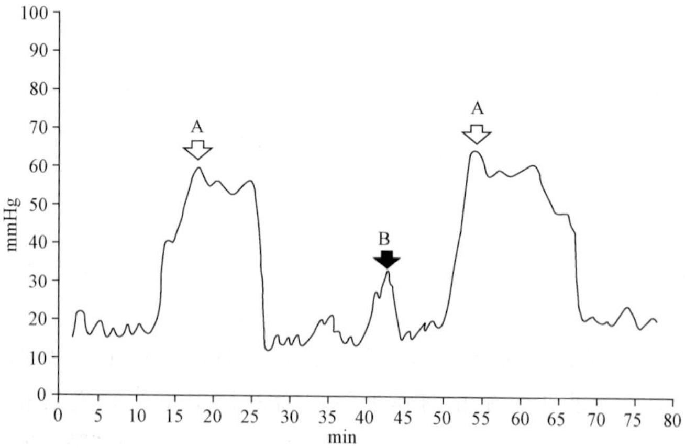

图 11-2 病理性ICP波形。A波（平台波）；B波（低幅波），提示颅内顺应性储备危象

二、无创颅内压监测

诊断 ICP 升高并监测其进展的最重要方法是临床神经病学检查，应对患者进行以下评估。

1. 有无头痛、恶心和呕吐。

2. 警觉性或意识程度下降（无意识需要格拉斯哥昏迷评分）。

3. 语言评估：理解、重复、流畅、清晰度。

4. 瞳孔反应性（瞳孔不对称或不等大超过 2 mm）。

5. 评估所有象限中的眼球运动和视野（如果患者无法遵循命令，检查视觉追踪、视觉威胁性眨眼、玩偶眼动作，特别注意有无展神经麻痹）。

6. 生命体征评估（是否出现库欣三联征：呼吸抑制、高血压、心动过缓）。

7. 呕吐或咳嗽反射，以及对有害刺激的反应（这必须谨慎进行，因为这些可能会引起 ICP 增加，并可能会持续一段时间）。

8. 眼底检查[11]

（1）在眼底检查中，仔细观察视神经可以评估 ICP。视神经被蛛网膜下腔包围程度，可以反映颅内压变化。当视神经离开颅穹窿时，视神经上的压力会阻滞逆行性向内传输，导致神经末端的轴浆停滞，引起继发性血管变化和水肿，表现为视盘肿胀，也称为视盘水肿。

（2）视盘水肿几乎总是双侧的，并且通常在 ICP 增加后 1～5 天进展。在蛛网膜下腔出血的情况下，它发展得更快，在 2～8 h 内加重。眼底检查表现为视盘周围神经纤维条纹加重、充血、视盘的毛细血管扩张等。视盘凸起，部分或完全遮挡视杯。视盘或视盘附近出血，表现为火焰状或碎片状外观。可以存在围绕肿胀视盘基底的同心视网膜应力线。自发静脉波动消失（如果存在静脉波动，可以排除视盘水肿）。

9. 影像学检查[12]

头部CT平扫是评估ICP的快速有效方法。提示ICP升高的改变如下：颅内出血、骨折、肿块、阻塞性脑积水、脑水肿（局灶性或弥漫性）、中线移位、正常脑脊液空间消失、基底池消失、灰质和白质分界线消失、正常沟回模式消失等。

MRI[13]昂贵且耗时，急诊时不是一线检查。另外，患者因其他原因（如脑卒中、肝衰竭、脑膜炎、脑膜脑炎和复苏后综合征）接受MRI检查时也可能会发现ICP升高。脂肪抑制T2加权像可检查视神经及视神经鞘。MRI也可用于特发性颅内高压的诊断。

三、有创颅内压监测

（一）适应证

1. 最常见的适应证是闭合性头部损伤。严重外伤性颅脑损伤（TBI）治疗指南推荐ICP监测用于复苏及镇静止痛药物逆转后，格拉斯哥昏迷评分仍小于8的患者。

2. 其他适应证

（1）清醒但有颅内压增高风险，需要非神经外科手术（如骨科手术），麻醉时无法临床观察。

（2）颅内出血本身不需要手术治疗，但由于非神经外科原因需要插管，临床检查困难者。

（3）中度颅脑损伤，脑实质有挫伤，有进展风险（颞窝病变与脑干接近，全脑ICP变化不大时也可导致严重脑疝和脑干压迫，必须十分谨慎）。

（4）脑肿瘤或动静脉畸形切除患者，有脑水肿风险，临床神经系统检查困难，需要围术期 ICP 监测。

(二) 禁忌证

ICP 监测设备置入手术没有绝对禁忌证，有出血倾向时要慎重：① 血小板减少；②血小板功能不全（使用阿司匹林、氯吡格雷等抗血小板药物或尿毒症性脑病）；③凝血酶原时间（PT）>13 s（INR>1.3）。

(三) 并发症

1. 脑室外引流导管相关并发症

（1）有研究显示脑室外引流（extra-ventricular drain，EVD）导管相关的出血发生率为 1%～33%[9]，可引起脑实质内、脑室内、硬膜下出血。

（2）感染发生率为 1%～12%[14]。出现感染症状时，要在使用抗生素的同时立即进行脑脊液细胞计数和培养的检查。葡萄球菌是最常见的病原菌。EVD 导管放置时间越长，细菌性脑膜炎、脑室炎发生率越高。脑室置管和置管后护理采取严格的无菌操作可以减少感染的风险。抗生素预防[15]（头孢呋辛 750 mg/8 h，置管后至拔出后 24～48 h 使用）能有效降低感染风险。常规 5 天更换 1 次导管不能降低感染的风险，反而因为反复插入导管而导致脑室炎的风险增加。

（3）导管阻塞：主要由 EVD 导管入口部凝血阻塞引起（无菌生理盐水灌洗或导管重新置入可以减少阻塞发生率）。

（4）EVD 导管监测失灵，如导管尖端触及脑室壁或导管被血凝块或气泡阻塞可导致波形幅度减低（阻尼增大）。

2. 脑实质内光纤导管相关并发症

（1）脑实质、皮质或硬膜下出血。

（2）感染（少见）。

（3）导管弯曲或打折，导致测量错误。

（4）监测部位损伤（需要更换导管），但螺栓（用于将探头固定在颅骨上）不需要更换。

四、有创颅内压监测手术

（一）术前准备

1. 签署知情同意书。

2. 选择合适的设备套装（根据医院规定准备）

（1）EVD导管套装：手术前用抗生素、发剪、无菌手套、无菌巾、口罩、氯己定消毒液、无菌孔巾、无菌标记笔、局部麻醉用注射器（5 ml）、局部麻醉用针头（18号）、1% 利多卡因（含肾上腺素）、手术刀片、螺旋钻、无菌硬脑膜穿刺针（18或20号）、脑室造口术引流管、无菌收集袋、无菌CSF收集管、缝合材料、敷料（4 cm×4 cm）、标准ICP传感器等。

（2）脑实质内光纤导管套装：无菌手套、口罩、隔离衣、1%利多卡因（含肾上腺素）、氯己定消毒液、无菌孔巾、局部麻醉用注射器、局部麻醉用针头（25号）、无菌硬脑膜穿刺针（18号）、皮肤牵引器（小号）、ICP监测"螺栓"、36号钻头（直径2.71 mm）、可调节螺栓、应力缓冲保护套、探针（直径1.3 mm）、六角扳手、调零设备、光纤导管等。

3. 手术前其他准备

（1）再次核对是否正确的患者、正确的部位、正确的操作，打开颅内压监测套装，检查失效期等。

（2）基础神经系统检查。

（3）麻醉：脑实质内光纤导管置入手术，需要足够的麻醉，具体方法由麻醉师决定。

（4）体位：患者应置于仰卧位，在放置监测显示器时，应该相应地调整床的高度，将床头抬高 15°～30°，同时用枕头或沙袋保持头正中位，以增强脑静脉流出。即使头部偏离中线几度也可能使 ICP 增加一倍。手术后，床头抬高 30°，保持脑灌注和 ICP 最佳。

（二）EVD 导管置入术

1. 经典方法

适当镇静、剪发、氯己定消毒及铺无菌巾，无禁忌证时一般选择右侧。利多卡因（1%）麻醉。用无菌记号笔，画出以下标记线：鼻根颅顶线、离鼻根 10～11 cm 垂直线、Kocher 点（鼻根向后 10～11 cm，中线旁开 3 cm，也就是沿瞳孔中线冠状缝前 1 cm）。标记导管轨迹：①从 Kocher 点到同侧内眦连线；②从 Kocher 点到同侧耳屏连线。

在 Kocher 点皮肤切口 2 cm，深达颅骨。尽可能剥离骨膜。用手工螺旋钻垂直于颅骨钻孔，钻孔时使用保护装置防止突破颅骨内层时意外损伤脑实质。用 18 号探针探查颅骨是否完全穿通。用 18 号针或硬脑膜针穿过硬脑膜。用带导丝脑室导管穿刺，导管穿刺的轨迹是朝向矢状面上耳屏前 1 cm 和冠状面上指向内眦的交叉点。引流管应该垂直进入颅骨到达 Monro 孔。这要求 Monro 孔位于标准的中线位置，没有被深部病灶推移。导管进入硬脑膜下 5 cm（颅骨外层下 6～7 cm），导管刚刚置入同侧 Monro 孔之上。在 3～4 cm 处有突破感，表示进入脑室，继续前进，直到离颅骨约 6 cm，导管所有开口进入脑室，有清亮或血性脑脊液流出。特别注意不要引流过多脑脊液（大脑不能耐受脑室压力突然下降）。为了防止感染，皮肤外导管要经过向后、向外皮下隧道 5～7 cm。与导管连接的接口应用3.0丝线固定；缝合切口，用3.0的尼龙线将导管固定于头皮（至少3处）。无菌辅料覆盖后，脑室内导管与外部脑脊液采集套装及颅内压监测传感器连接。

2. 其他方法

（1）侧方穿刺：穿刺侧脑室颞角时，在耳廓最高点上方1 cm；穿刺侧脑室三角部时，在外耳孔上方和后方各4 cm处。均垂直进针，深度4～5 cm。

（2）枕角穿刺：穿刺点在枕外粗隆上5～6 cm，中线旁3 cm。穿刺方向对准同侧眉弓外端，深度不超过5～6 cm，进入侧脑室枕角。

（3）经眶穿刺：在眶上缘中点下后方0.5 cm处，向上45°、向内15°进针，深度4～5 cm，可进入侧脑室前脚底部。

3. 导管位置的确定

导管位置通过颅脑CT确定。在CT上沿脑室导管高密度影，查看硬膜下、脑实质内有无出血。

4. 导管零点、固定高度及颅内压监测

侧脑室导管零点一般在外耳道水平。根据脑脊液引流的适应证，侧脑室导管高度可以保持在外耳道水平上10～20 cm。引流管保持开放状态，以保证颅内压超过特定水平能够引流。颅内压每小时测定1次。

5. 脑室引流的调节及引流管的处理

一旦患者神经系统症状稳定，颅内压正常，就需要确定是否需要继续脑脊液外引流，自身脑脊液是否可以保持产生和吸收的平衡，这可以通过侧脑室引流导管拔管试验来确定：侧脑室引流导管距外耳道垂直高度逐渐从10 cm增加到15 cm，再增加到20 cm。如果神经系统症状仍然稳定，可以夹闭，患者依靠自身脑脊液通路维持脑脊液平衡。夹闭后24 h，神经系统症状仍然稳定，颅内压正常，头颅 CT 显示脑室大小稳定，可以拔除侧脑室导管，并缝合皮肤入口。如果患者不能耐受 EVD 拔管试验（头痛加重、神经系统症状恶化、颅内压增加或颅脑 CT 脑室增大），可能需要永久脑室-腹腔分流（也可以脑室-胸腔分流或脑室-心房分流）。

（三）脑实质内光纤导管置入术

1. 颅内压监测仪位置

颅内压监测仪放在前额的左侧或右侧，保证患者头部旋转不影响颅内压监测仪的使用。局部损伤时，选择损伤严重侧。弥漫性损伤时，一般选择右侧。

2. 切口

切口一般选择在发际线后，瞳孔中线平面，冠状缝前 2～3 cm。

3. 术前准备

备皮、消毒、铺巾，利多卡因局部麻醉。

4. 手术方法

用无菌记号笔标记切口位置。0.5 cm 线性切口，深达颅骨。皮肤牵引器暴露颅骨，彻底止血。用螺旋钻在颅骨内外层皮质间钻孔，注意用钻孔保护装置保证不要穿透硬脑膜或引起脑创伤。取出螺旋钻，用无菌生理盐水冲洗。用腰穿针穿刺硬脑膜。将螺栓手动转入颅骨。经螺栓插入探针清除骨或组织碎片。将光纤导管连接到监测仪，如果不能自动显示零点，调节监测仪到零点。将光纤导管通过保护鞘插入螺栓，超出螺栓内端 0.5 cm 进入脑实质，光纤导管进入时如果遇到阻力，可能是没有穿透颅骨内层或没有穿透硬脑膜。光纤导管放入脑实质后，将光纤导管向外拔出 1～2 mm，确保对血管或脑实质不造成压力。顺时针旋转压力帽，用透明伤口敷料将保护鞘固定在光纤导管上。

（四）手术后常规检查压力波形

临床常见 4 种波形：正常波形、A 波、B 波及 C 波。

1. 正常波形

正常颅内压波形收缩波陡峭向上，舒张波斜向下，并有重搏切迹（图 11-1）。多数情况下，这种波形连续出现，颅内压介于 0～15 mmHg。

2. A 波

A 波（图 11-2）也被称为平台波，是最有临床意义的波形，时间持续 5～20 min，比颅内压高 50～100 mmHg。A 波消失后，颅内压突然下降到基础水平，比以前稍高。A 波是颅内顺应性显著下降的表现，可以导致颅内压快速增加，脑灌注压显著下降，可能会出现脑疝。

3. B 波

B 波（图 11-2）是一种尖锐、锯齿状波，持续时间 2 min，幅度 10～20 mmHg。这是一种代偿机制下降时随呼吸节律变化的波形。一般在 A 波前出现，危害性没有 A 波大。

4. C 波

C 波也被称为 Hering-Traube 波，是在其他波形上出现的节律性快速、低幅度波形，可能是颅内压增高的表现，但颅内压和顺应性正常时也可出现，可能随着呼吸或血压变化波动。

（五）两种有创颅内压监测手术的比较

1. EVD 导管是用于监控 ICP 的准确工具。除监测外，EVD 导管还可通过引流 CSF 缓解 ICP 升高。但导管需要放置在 Monro 孔水平侧脑室，这需要技能和培训才能实现最佳放置。EVD导管放置的潜在风险包括脑实质内血肿、感染、脑室炎、引流管阻塞等。引流管阻塞时需要更换。

2. 脑实质内光纤导管用于测量ICP，不能实现CSF引流。并发症发生率较低，感染率低，不会发生导管阻塞或渗漏。由于探针直径小，可以使神经损伤最小化。此外，传感器位置对测量误差影响较小。缺点是手术成本高，一旦放置无法校准。

五、控制颅内压的一般方法

（一）体位[16]

研究显示床头抬高30°可以持续降低颅内压。尽管有研究认为平卧位脑灌注压最高，但在脑灌注压高于60 mmHg时，床头抬高30°是安全的。腹围大的患者，要注意床头抬高不要引起腹部受压，因为腹部压力增加和疼痛会加重颅内高压。

（二）体温[17-18]

发热可以加重缺血性脑损伤，加重颅内高压，脑血流量和脑容积随脑代谢率增加而增加（但不成比例）。临床习惯不使用退热药，或者高热持续时，才使用退热药。但有研究主张发热控制之前，长期定时用退热药，直到发热控制。体温超过38.3℃时，首选对乙酰氨基酚和（或）冰毯。重度创伤性脑损伤8 h内轻-中度低温虽然能降低颅内压，但没能够改善预后。即使是难治性颅内高压危象，低温治疗也不能改善长期预后。如果常规方法不能有效控制体温，可以用体表或血管内体温调节设备。

（三）抽搐

抽搐可增加脑氧耗，从而增加脑血流量。这种突然而显著的脑血流量增加，在脑顺应差时，可以触发 A 波。对有颅内高压危象的患者，应该常规静脉使用抗惊厥药物预防。对于创伤性脑损伤患者，采取预防措施，前 7 天内抽搐发生率可以从 14%降到 4%，7 天后是否能预防目前没有证据。预防用药推荐磷苯妥英或苯妥英（15～20 mg/kg 冲击，300 mg/d 维持），但由于多种不良反应、难以维持治疗水平、药物间相互作用等局限性，可以使用左乙拉西坦或拉考沙胺，上述两种药物主要作为预防用药或者考虑耐受性及药物之间相互作用时使用。

（四）液体管理[19-20]

以前管理颅内高压的主要策略是限制液体，现在逐步发现这种策略会减少脑灌注，加重缺血缺氧性脑损伤。颅内高压患者应该保持正常血容量。避免使用低张液（0.45%盐水、5%葡萄糖），因为这些低张液可以通过渗透梯度在损伤的脑组织内聚集。有些医院使用 2%或 3%盐水（1 ml/kg）代替生理盐水，血钠目标 155 mmol/L，渗透压目标 320 mOsm/kg。但这种方法是否有效目前尚不清楚。持续使用高张液可能不会对颅内高压危象产生持续效果，如果需要，只应该短期使用。23.4%高张盐水 30 ml 快速输注（1～2 min）对降低颅内压更有效。

（五）皮质激素

地塞米松等皮质激素对于治疗颅内高压一般无效，而且有增加医院内感染、增高血糖、影响伤口愈合、增加肌肉分解代谢、增加谵妄的风险。皮质激素对减少脑脓肿、脑肿瘤引起的占位效应有效，其机制可能是减少血管源性水肿。缺血性脑卒中引起的细胞源性水肿使用激素无效。

（六）去骨瓣减压[21]

如果颅内压持续高于 20 mmHg，就应该考虑手术减压。CT 显示脑脊液量增加或占位效应增加，就是手术减压的适应证。手术减压可以通过脑脊液引流、占位切除、去骨瓣减压等。去骨瓣减压已经逐渐用于恶性大脑中动脉区域梗死和颅脑占位性病变的最后抢救性治疗。手术减压是除苯巴比妥或亚低温以外的另一种确切治疗方法。很多研究显示，手术减压可以提高恶性大脑中动脉梗死的生存率。

（七）镇静止痛[22]

躁动可以通过增加胸腔内压、颈静脉压力、全身血压及增加脑代谢率来增加颅内压，因此必须避免。在颅内压高峰期，镇静必须最大化，以控制颅内压。因此，颅内压危象的首选治疗是适当镇静。可以合用短效镇痛药物［芬太尼 1～3 μg/(kg·h) 或瑞芬太尼 0.03～0.25 μg/(kg·min)］与丙泊酚［0.3～3 mg/(kg·h)］。冲击剂量的阿片类药物可以降低平均动脉压，降低颅内压（脑血管自身调节性血管扩张）。有研究显示丙泊酚[18]可以降低创伤性颅内损伤的颅内压，减少使用其他降低颅内压的治疗方法。镇静后血压降低一般是由于年龄偏大、基础血容量不足和静脉使用镇静药物量过大，适当容量复苏是首选治疗，其次才是去甲肾上腺素。

（八）优化脑灌注压[9]

适当镇静后，如果颅内压仍然高，主要治疗就应该是优化脑灌注压。脑灌注压低于某一临界值，可以引起血管反射性地扩张，加重颅内高压。脑灌注压＞ 110 mmHg

也会引起高压性脑水肿，增加颅内压。因此，脑灌注压应该保持在60～110 mmHg[25]。升高脑灌注压可以使用去氧肾上腺素［2～10 μg/(kg·min)］、多巴胺［5～30 μg/(kg·min)］、去甲肾上腺素［0.01～0.6 μg/(kg·min)］，降低脑灌注压可以使用拉贝洛尔（5～150 mg/h）、尼卡地平（5～15 mg/h）。避免使用硝普钠，因为硝普钠对所有脑血管都有扩张作用，也不容易调节。

（九）过度通气[23]

过度通气降低 PCO_2 从而引起血管收缩，降低脑血流量及颅内压。效果可立即发生，但维持时间短，1 h 内效果逐渐消失。如果出现脑血管扩张和脑充血，过度通气的效果可以持续数天。研究显示持续过度通气可以加重脑缺血，因此过度通气只用于颅内高压危象及降低颅内压确切治疗之前的过渡措施。创伤性脑损伤的最初数小时常规过度通气（PCO_2＜30 mmHg）会增加缺血风险，一般认为是有害的。过度通气期间，可以进行颈静脉氧饱和度监测或脑组织氧监测，保证适当的氧供。

（十）甘露醇或高张盐[19,24]

如果脑灌注压已经最佳化，已经使用镇静药物，颅内压仍然高，就要开始使用调节渗透压的方法。

1. 甘露醇

20%甘露醇（0.25～1.5 g/kg）降低颅内压的作用机制是：在血脑屏障两侧产生渗透梯度，排出脑内的自由水，从而减少脑容量，降低颅内压；扩张血容量，增加脑灌注，促进脑血管收缩，降低血液黏滞度，改善脑血流。甘露醇可以在数分钟内降低颅内压，需要快速静脉输注，如果颅内压高，可以重复给予，最快 1 g/h。使用甘露醇的并发症是脱水和肾衰竭。

2. 高张盐

高张盐（7.5%盐水 2～5 ml/kg 或 23.4%盐水 0.5～2.0 ml/kg）30 min 内静脉输注是降低颅内压的另外一种方法，这种方法的优点是可以增加 MAP、CPP 以及血容量。用高张盐降低颅内压的主要并发症是液体超负荷导致的充血性心力衰竭。因此，如果担心容量超负荷，可用 3%高张盐 50 ml/h，持续静脉输注。心功能不全时，可以选择负荷量，一旦病情平稳，再持续给予 3%NaCl，将血钠维持在 150 mmol/L 左右，随后逐渐减量（几天内）。突然减量会导致颅内压反跳，颅内占位时，甚至会导致脑疝。

目前，没有足够的证据推荐持续或冲击治疗，也没有证据推荐特定浓度高张盐。高张盐冲击治疗与甘露醇一样可以减少颅内压反跳，改善脑灌注压。但有很多问题需要关注，如高张盐的确切作用机制、高张盐的浓度和给药方法、使用高张盐的风险和并发症。

（十一）苯巴比妥[25]

如果过度通气和提高渗透压不能控制颅内压，就要考虑静脉泵入巴比妥类药物和开颅减压。巴比妥类药物减低颅内压的机制是显著减少脑代谢率，可以每 15～30 min 给 5 mg/kg，直到颅内压控制（通常需要 10～20 mg/kg），然后 1～4 mg/(kg · h）持续静脉泵入。持续监测脑电图（EEG），调节巴比妥药物剂量，产生爆发-抑制波形，爆发间期 6～8s，以避免药物过量（尽管目标是控制颅内压，不是 EEG 上的爆发-抑制）。

苯巴比妥治疗最常见的并发症是心脏抑制引起的低血压，需要血管活性药物和正性肌力药物进行血流动力学支持。也可能出现肠梗阻，治疗期间需要静脉营养。不适当或不及时的血流动力学支持可能会导致急性肾损伤及严重酸碱失衡，导致病情更加复杂。由于消除半衰期长，也会导致长期不能进行神经系统检查。由于这些不良反应，苯巴比妥治疗已经明显减少。

（十二）低温[17-18]

如果以上方法均不能控制颅内压，将体温控制在 32～34℃可以有效控制难治性颅内高压。低温降低颅内压主要通过降低脑代谢率。目前推荐体温目标是 32～34℃。快速注射冰盐水（4℃～5℃生理盐水 30 ml/kg）可以减低核心体温。一些小范围临床研究已经证实治疗性低温可以降低苯巴比妥治疗无效的颅内高压，但没有大规模临床研究证实。可能的并发症有：医院内感染、低血压、心律失常、凝血病、寒战、低钾、高血糖和肠梗阻。复温时会出现颅内压反跳性升高，需要特别小心。首先必须缓慢复温（0.1～0.3℃/h），并且复温的速度可以控制。最近有研究显示，低温与甘露醇或高张盐比，不能改善长期预后，但这些研究不是专门针对难治性颅内压升高，目前还没有可靠证据显示低温治疗可以改善预后，但低温确实可以降低颅内压，因此难治性颅内高压危象（足够剂量甘露醇和/或高张盐无效）可以选择亚低温治疗。

六、小结

1. Monro-Kellie 假说认为，大脑处于固定腔隙中，任何占位病变或颅内组成成分容积增加都会导致颅内高压。

2. 考虑颅内压时一定同时考虑脑灌注压，颅内压绝对值临床意义有限。有证据显示，低血压引起的低脑灌注压（＜50 mmHg）也会导致预后恶化。

3. 脑损伤时顺应性下降，能够适应的颅内压变化有限。临床医师应该熟悉病理性颅内压波形和顺应性差的颅内压波形。

4. 颅内压正常范围，但顺应性差，提示病情细微的变化（如头部位置、疼痛、镇静）都可以触发颅内高压危象。

5. 理解顺应性可以协助我们决定是否需要脑脊液引流和决定脑室内导管的使用期限。

6. 目前只是提供粗略的最佳脑灌注治疗，随着多种模式的监测治疗，可能逐渐研究出个体化、目标导向的脑复苏治疗。脑灌注压高不一定意味着脑灌注好。

7. 颅内压管理应当系统化。传统内科治疗方法包括镇静治疗、渗透压治疗、苯巴比妥治疗等。有系列研究报道亚低温治疗（核心体温 32～34℃）是治疗其他方法无效时的方法，但目前仍然不是常规治疗。

（程尉新）

参考文献

[1] Saul TG，Ducker TB. Effect of intracranial pressure monitoring and aggressive treatment on mortality in severe head injury. J Neurosurg，1982，56（4）：498-503.

[2] Bingaman WE，Frank JI. Malignant cerebral edema and intracranial hypertension. Neurol Clin，1995，13（3）：479-509.

[3] Fakhry SM，Trask AL，Waller MA，et al. Management of brain-injured patients by an evidence-based medicine protocol improves outcomes and decreases hospital charges. J Trauma，2004，56（3）：492-499；discussion 499-500.

[4] Cremer OL，van Dijk GW，van Wensen E，et al. Effect of intracranial pressure monitoring and targeted intensive care on functional outcome after severe head injury. Crit Care Med，2005，33（10）：2207-2213.

[5] Dang Q，Simon J，Catino J，et al. More fateful than fruitful? Intracranial pressure monitoring in elderly patients with traumatic brain injury is associated with worse outcomes. J Surg Res，2015，198（2）：482-488.

[6] Dawes AJ，Sacks GD，Cryer HG，et al. Intracranial pressure monitoring and inpatient mortality in severe traumatic brain injury：a propensity score-matched analysis. J Trauma Acute Care Surg，2015，78（3）：492-501；discussion 501-502.

[7] Hakim S，Venegas JG，Burton JD. The physics of the cranial cavity，hydrocephalus and normal pressure hydrocephalus：mechanical interpretation and mathematical model. Surg Neurol，1976，5（3）：187-210.

[8] Bratton SL，Chestnut RM，Ghajar J，et al. Guidelines for the management of severe traumatic brain injury. Ⅷ. Intracranial pressure thresholds. J Neurotrauma，2007，24（Suppl1）：S55-58.

[9] Czosnyka M，Hutchinson PJ，Balestreri M，et al. Monitoring and interpretation of intracranial pressure after head injury. Acta Neurochir Suppl，2006，96：114-118.

[10] Nordström CH，Reinstrup P，Xu W，et al. Assessment of the lower limit for cerebral perfusion pressure in severe head injuries by bedside monitoring of regional energy metabolism. Anesthesiology，2003，98：809-814.

[11] Van Stavern GP. Optic disc edema. Semin Neurol，2007，27（3）：233-243.

[12] Spelle L，Boulin A，Tainturier C，et al. Neuroimaging features of spontaneous intracranial hypotension. Neuroradiology，2001，43（8）：622-627.

[13] Geeraerts T，Newcombe VF，Coles JP，et al. Use of T2-weighted magnetic resonance imaging of the optic nerve sheath to detect raised intracranial pressure. Crit Care，2008，12（5）：R114.

[14] Arabi Y，Memish ZA，Balkhy HH，et al. Ventriculostomy-

associated infections：incidence and risk factors. Am J Infect Control，2005，33 (3)：137-143.

[15] Flibotte JJ，Lee KE，Koroshetz WJ，et al. Continuous antibiotic prophylaxis and cerebral spinal fluid infection in patients with intracranial pressure monitors. Neurocrit Care，2004，1 (1)：61-68.

[16] Chapman PH，Cosman ER，Arnold MA. The relationship between ventricular fluid pressure and body position in normal subjects and subjects with shunts：a telemetric study. Neurosurgery，1990，26 (2)：181-189.

[17] Shiozaki T，Sugimoto H，Taneda M，et al. Effect of mild hypothermia on uncontrollable intracranial hypertension after severe head injury. J Neurosurg，1993，79：363-368.

[18] Andrews PJ，Sinclair HL，Rodriguez A，et al. Hypothermia for intracranial hypertension after traumatic brain injury. N Engl J Med，2015，373 (25)：2403-2412.

[19] Muizelaar JP，Wei EP，Kontos HA，et al. Mannitol causes compensatory cerebral vasoconstriction in response to blood viscosity changes. J Neurosurg，1983，59：822-828.

[20] Suarez JI，Qureshi AI，Bhardwaj A，et al. Treatment of refractory intracranial hypertension with 23.4% saline. Crit Care Med，1998，26：1118-1122.

[21] Gupta R，Connolly ES，Mayer S，et al. Hemicraniectomy for massive middle cerebral artery territory infarction：a systematic review. Stroke，2004，35：539-543.

[22] Albanese J，Viviand X，Potie F，et al. Sufentanil，fentanyl，and alfentanil in head trauma patients：a study on cerebral hemodynamics. Crit Care Med，1999，27：407-411.

[23] Muizelaar JP，Marmarou A，Ward JD，et al. Adverse effects of prolonged hyperventilation in patients with severe head injury：a randomized clinical trial. J Neurosurg，1991，75：731-739.

[24] Qureshi AI，Wilson DA，Traystman RJ. Treatment of elevat-

ed intracranial pressure in experimental intracerebral hemorrhage: comparison between mannitol and hypertonic saline. Neurosurgery, 1999, 44: 1055-1063.

[25] Eisenberg HM, Frankowski RF, Contant CF, et al. High-dose barbiturate control of elevated intracranial pressure in patients with severe head injury. J Neurosurg, 1988, 69 (1): 15-23.

第十二章　外科治疗

一、颅内血肿的外科治疗

大多数情况下，脑出血可以通过内科保守治疗取得疗效，但在某些特定的情况下通过外科治疗对血肿进行干预，对改善预后来说是十分必要的。

外科手术的安全性已经在之前的一些研究中得到了验证。

（一）颅内血肿清除术

1. 手术适应证与手术禁忌证

对脑出血患者行手术治疗应谨慎考虑，术前应综合考虑患者一般状况、年龄、意识状态、血肿、出血部位、是否合并脑积水等情况。以天坛医院神经外科单中心的经验来说，大脑半球出血大于 30 ml 或者小脑出血大于 10 ml，可考虑手术治疗；但出血量少且意识清楚，或者大量出血后病情发展迅速，短时间内就进展为深昏迷、无自主呼吸的患者，多不考虑手术治疗。脑叶和基底核出血或者出血破入脑室者，可行手术治疗；而脑干出血者，通常采取内科保守治疗。对于小脑出血大于 10 ml 或第四脑室受压出现脑积水征象者，则应积极行手术治疗。

2. 手术时机的选择

目前手术时机的选择仍有争议。20 世纪 70 年代之前部分学者认为出血急性期内手术风险较高，血肿与周围组织粘连紧密，大多主张 48 h 之后，或者 24 h～48 h 之内进行手术[1]。临床研究的新成果和尸检资料提供的新证据显示，脑出血 20～30 min 内颅内血肿形成，一般 3 h 内血肿周围脑水肿尚未形成，6～7 h 后开始出现脑水肿，紧靠血肿的脑组织开始出现脑组织坏死，形成不可逆的损害，12 h 达到中度水肿，24 h 达到重度水肿。目前国内大部分学者支持早期进行手术，尽早清除血肿对脑组织的压迫，可以减少神经功能的不可逆损害，同时有助于降低血肿成分的崩解产物以及其他炎性介质，这些产物及介质对周边缺血半暗区脑组织产生继发性细胞毒性损害和促进脑水肿形成。目前也有学者认为，超早期进行手术反而降低了手术的安全性，由于在血肿出现后 3～6 h 之内是血肿变化较大的时间，在此时间内进行手术，血肿腔内压力变化过快，从而容易造成术后再次出现脑出血，在出血 6 h 后再次手术的安全性则大大提高[2-3]。

（二）手术方式

1. 传统大骨瓣开颅血肿清除术

大骨瓣开颅血肿清除术，一般适合出血量多且合并脑疝的患者。进入手术室前通过 CT 检查，明确血肿在颅骨表面的投影位置，备皮后在患者头皮表面标记好血肿位置。进入手术室后全麻，传统大骨瓣切口大小为 10～15 cm，铣刀铣下骨瓣，悬吊硬脑膜，按瓣形切开硬脑膜，有条件的手术室可用术中超声对血肿腔的位置进行精确定位，确定进入血肿腔的路径，要求距离短且避开功能区，如见到明确出血，应扩大切口，明确止血。血肿腔内可放置明胶海绵止血，留置引流管。行可缝人工硬脑膜减张修补硬脑膜，若张力较高时不应勉强缝合，可与免缝合人工硬脑膜配合使用，降低脑表面张力，密切观察颅内压力的变化。是否还纳骨瓣应视具体情况而定，在术中观察到脑表面张力较高时或脑组织水肿较为严重时应避免一期还纳骨瓣，避免颅内压增高造成的神经功能损害（具体见下文“去骨瓣减压术”）。

传统大骨瓣开颅血肿清除术操作相对简单，对医疗仪器的要求也较为简单，其优点较为明显。手术时间短，术野暴露清晰，手术医师通常可以快速并准确地找到血肿的位置，血肿排出的过程中也能够控制血肿排出的速度，控制血肿的排出量，避免由于血肿排出速度过快而造成的再次出血；视野清晰，能够避免术中操作时对周围脑组织造成不必要的损伤。但传统大骨瓣开颅血肿清除术的缺点也较为明显，手术创面大，术中高颅压有恶性脑膨出可能，脑组织损伤概率增大，失血量通常也会较多。

2. 微创血肿清除术

微创血肿清除术是指以创伤最小的方式进行颅内血肿清除的一系列手术方法。目前全世界文献报道的微创手术方法主要可分为小骨窗颅内血肿清除术、锁孔颅内血肿清除术、微创通道血肿吸引术、CT 立体定向血肿穿刺吸引术、神经内镜血肿清除术[4]。各种微创手术方法各有利弊，临床选择时常常与手术医院的医疗器械水平和手术医生的技术熟练程度有关。以下依次进行介绍。

（1）小骨窗颅内血肿清除术与锁孔颅内血肿清除术

小骨窗颅内血肿清除术与锁孔颅内血肿清除术并无严格界限，在临床工作中，习惯上称 3～5 cm 的骨窗为小骨窗，而小于 3 cm 的骨窗为锁孔。锁孔颅内血肿清除术多为固定入路，一般为翼点入路。其余手术步骤在小骨窗颅内血肿清除术与锁孔颅内血肿清除术并无明显区别。具体手术步骤为：进入手术室前通过 CT 检查，明确血肿在颅骨表面的投影位置，备皮后在患者头皮表面标记好血肿体表投影范围，进入手术室，麻醉气管插管满意后，选择距离血肿较近的位置，同时注意避开大脑主要的血管和功能区，在头皮做长约 4 cm 切口，依次分离皮肤皮下组织，暴露颅骨，在颅骨钻孔，用铣刀铣下适宜骨瓣，因骨瓣较小，有时甚至可以不使用铣刀，在钻孔的基础上使用咬骨钳扩大骨窗。显微镜下十字切开并悬吊硬脑膜。可选用术中超声对血肿的位置进行定位，待定位明确后使用穿刺针对血肿腔进行穿刺，使用吸引器对血肿进行缓慢吸引，如发现有活动性出血，应在显微镜下对出血位置进行充分止血，使用明胶海绵止血，并视情况选择是否留置引流管。检查无出血后缝合硬脑膜，张力高时可选用人工硬脑膜减张缝合或者选用免缝合人工硬脑膜。

小骨窗颅内血肿清除术和锁孔颅内血肿清除术是目前清除颅内血肿最多和最成熟的治疗方式。目前该手术在我国开展愈发成熟。该手术方法能够较为直接地到达血肿腔，该手术方法创伤小，血肿清除完全，止血彻底，对周围脑组织的创伤也小，术中出血少。赵继宗等学者对 2464 例脑出血患者进行多中心单盲研究，其结果表明接受小骨窗颅内血肿清除术的患者其 3 个月内的病死率要显著低于使用传统骨窗血肿清除术的患者（17.6% *vs*. 24.6%，$P=0.008$），但采用两种手术方法的术中出血量并无显著差别[5]。

（2）CT 引导血肿吸引术

1）微创通道血肿吸引术：微创通道血肿吸引术通常指通过建立硬通道或者软通道进入血肿腔进行血肿吸引的方法。

①硬通道血肿吸引术：进入手术室前先行头部 CT 检查明确血肿的位置，处理位于壳核的血肿时，选择适当的扫描层面，在额部对穿刺点进行标记，平行于扫描层面进行穿刺，脑叶出血选择距离血肿中心最近的点进行穿刺，小脑出血时可选择枕外粗隆下 3 cm 与耳根连线的中 1/3 区域进行穿刺。进入手术室后，如患者躁动，可静注地西泮。常规消毒铺巾，可选用 2% 利多卡因局部麻醉，将

YL-1 型穿刺针固定于电钻上进入血肿，待穿透颅骨后拔出钻芯，拧上帽盖。侧管接 5 ml 针管缓慢吸引。插入血肿粉碎器，反复用血肿冲洗液冲洗。插入塑料针芯穿刺针进入血肿中心，用血肿粉碎器注入 3～5 ml 血肿液化剂，留置 1 根引流管夹闭 4 h 后开放引流，术后复查 CT。一般情况下待大部分血肿溶解排出后可拔出引流管。硬通道对于患者的年龄和血肿量都没有严格的要求，对于血肿量大于 60 ml 的患者多建议采用多靶点穿刺。

②软通道血肿吸引术：软通道微创血肿吸引术的血肿定位方法与硬通道方法相似。入室后，消毒铺巾，选用 2%利多卡因局部麻醉，麻醉满意后，使用电钻在标记的位置钻开颅骨。小心使用玻璃刀划开硬脑膜，使用塑料穿刺针穿刺血肿腔。抽吸血肿腔内液态的部分。最后放入硅胶引流管，接外引流袋引流。术后复查 CT，视情况决定是否拔出引流管。

软通道血肿吸引术选择优质硅胶管引流，质地柔软，对脑损伤小，使用灵活性好，但其管壁容易塌陷，引流能力有限，尤其在吸引非液态的血肿时，常会出现难以引流完全的情况。而硬通道血肿引流时可将通道固定于颅骨上，所以硬通道的手术方法其稳定性与封闭性均较好，在置入穿刺针吸引时，管壁不容易塌陷，但由于穿刺针前段较为锐利，所以在引流时难以调整穿刺针的角度和方向，对于残留血肿的引流一般效果不佳。由于软通道血肿吸引术对于器材的要求较低，目前在我国集中开展于二级医院。在两种术式的选择上，一般来说，软通道血肿吸引术由于管腔容易塌陷，其引流速度较硬通道法会更慢一些，在降低颅内压时，也较硬通道法更平缓。所以硬通道血肿吸引术更适用于血肿量较多、颅内压较大的患者，而软通道血肿清除术则更加适用于丘脑出血和距皮质距离大于2 cm的壳核出血患者。在临床实际选择两种方法时，两种方法并无严格界限，需要综合考虑患者一般状况、血肿类型、出血部位、出血量以及手术医院的实际情况再行决定手术方案[6]。

2）CT 立体定向血肿穿刺吸引术：CT 立体定向血肿吸引术是指利用患者头部 CT 薄层扫描的资料在立体定向仪的辅助下，对血肿腔进行穿刺进而排出血肿的手术。有明确手术指征的患者在局麻下安装立体定向仪头架后行 CT 薄层扫描，将扫描所得到的资料上传至计算机工作站，同时应用手术计划系统计算靶点坐标。进入手术室，待患者麻醉满意后，根据术前计算的靶点，切开头皮，钻开颅骨，按照预定轨迹，将引流管送入血肿腔。缓慢抽出少量血肿后，确定引流管留置位置是否准确。确定引流管位置可以后，依次缝合皮下组织、皮肤，固定引流管，并接好外引流袋引流。

1978 年 CT 立体定向血肿吸引术被首次报道用于治疗脑出血。此后国内外学者相继报道此手术的应用及其改良术式。脑立体定向血肿清除术的特点在于其手术精度高，手术创伤小，比较适合脑深部或重要功能区的血肿清除。有学者提出在血肿腔内注射少量尿激酶，有助于血肿的充分引流。随着碎化装置、超声手术吸引器、高压冲洗器等手术设备的引进，这些进一步保证了手术的安全性，进一步解决了血肿清除不全的问题。孟曙庆等学者纳入 11 项国内外的 meta 分析结果显示，脑立体定向颅内血肿吸引术与软通道联合使用处理血肿时，其 3 个月病死率、感染发生率比内科治疗组更低，尽管该研究纳入单位有限，可能存在一些偏倚，但该研究结论对立体定向治疗在脑出血患者中的应用给予了积极肯定[7]。然而，由于该手术对于手术设备的要求较高，手术操作复杂，对术者的要求较高，同时由于需要前期的准备较为充分才能进入手术室开展手术，故此方法术前等待时间较长，同时该手术更为精确，手术时间也相对更长，所以该手术对于颅内压高、急需在短时间内进行处置的患者应用受限。图 12-1 所示为血肿吸引术前与术后 CT 检查结果。

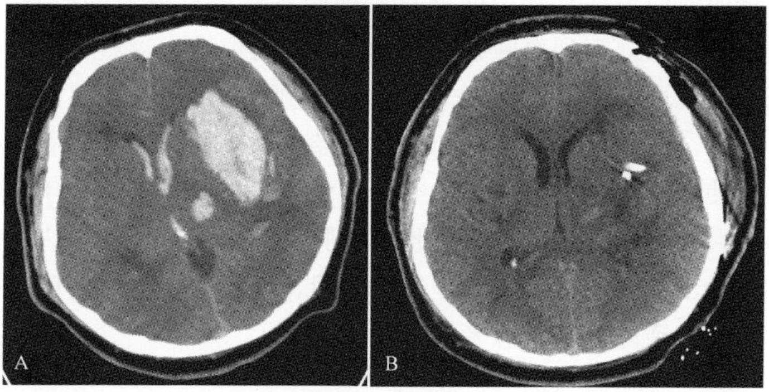

图 12-1　A. 颅内出血后 CT 检查；**B.** 血肿吸引术后复查 CT 图像

（3）神经内镜血肿清除术

近年来神经内镜技术发展迅速，在颅内血肿清除方面应用颇广。神经内镜血肿清除术在入手术室前要先经 CT 定位确定手术靶点，使靶点与出血层面最多的中心距离最短。进入手术室后全麻，气管插管后，在标记位置钻孔，取大小适宜的小骨瓣，切开硬脑膜，可先行使用术中超声探查，明确穿刺位置。使用穿刺针穿刺，完成血肿位置和深度的确定以及抽吸出少量血肿进行初步减压。拔出穿刺针，沿穿刺针进针方向置入扩张器（可分次逐步扩张），然后进入内镜通道并固定。进而置入内镜及相应的手术器械，吸除血肿，探查血肿腔各壁是否有活动性出血，严格止血后，留置明胶海绵。视情况留置引流管。缝合硬脑膜，还纳骨瓣。

20 世纪 80 年代神经内镜首先被应用于血肿的清除，此后神经内镜血肿清除术开始在多中心应用。Longatti 等的研究结果证实了神经内镜血肿清除术的安全性[8-9]。经小骨窗神经内镜清除颅内血肿有其独特的优势：①小切口、小骨窗、距离血肿最近层面进入血肿腔，这些都使手术时间缩短；②内镜辅助下，照明清晰、视野良好，通过透明套筒灵活移动，能够对血肿腔各壁进行清晰的检查，甚至可以观察到血肿腔深部以及死角的位置，这些都有助于发现责任血管，进一步彻底地止血，完全清除颅内血肿；③与其他手术方法相比，神经内镜及其通道的建立能够使术者得到更大的操作空间、更大的操作角度，使手术的时间更短；④同时与大骨窗血肿清除术相比，神经内镜血肿清除术的创伤更小。研究表明，神经内镜血肿清除术的血肿清除率高，患者远期预后优良。

二、侧脑室穿刺引流术

（一）适应证

侧脑室穿刺引流术一般适用于脑出血血肿破入脑室者，脑室内血肿吸收快，一般不需要手术治疗。但当破入脑室的血肿量大，或者当血肿凝块阻塞脑脊液循环通路，引起颅内压增高时，则应积极考虑侧脑室穿刺引流术。

（二）禁忌证

1. 硬膜下积脓或者合并有脑脓肿的患者，脑室穿刺可能会引起脓肿向颅内播散，且有脓肿破入脑室的危险。
2. 脑血管畸形的患者，尤其是位于穿刺路径附近的体积大、流量快的脑血管畸形，脑室穿刺可能造成出血。
3. 弥散性脑肿胀或者脑水肿、脑室受压缩小者，穿刺困难，引流效果可能欠佳。

（三）手术步骤

侧脑室穿刺引流术常在脑出血破入脑室时使用。其具体手术步骤为：术前先行 CT 检查，明确出血的位置和血肿的大小。进入手术室后，备皮。穿刺可具体分为额角穿刺与枕角穿刺：额角穿刺的穿刺点一般选择正中线旁 2～3 cm 处，冠状缝前 2 cm 处；枕角穿刺的穿刺点一般选择枕外粗隆上 6～7 cm 处，旁开中线 3～3.5 cm 处做标志。局部麻醉，全层划开皮肤后，按照预定方向，一次性钻透颅骨，划开硬脑膜，取带针芯引流管刺穿脑室，术前可根据皮质表面至脑室距离、穿刺角度，预测评估进入脑室所需穿刺针深度，如与预测明显不符，可动态予以调整。术中一般进针长度约 5 cm，摆出针芯后见脑脊液或血性液流出即确定穿刺管置管位置可。额角一般置入长度为 6～7 cm，具体置入深度应个体化根据术前影像学资料决定。引流管接外引流装置，一般外引流装置的位置根据引流的速度即引流量动态进行调整，必要时根据具体病情做双侧引流。术后应密切观察患者生命体征，关注引流是否通畅，及时记录引流液的性质和引流量，复查术后头部 CT，明确引流管摆放的位置，如有引流管位置不佳致使引流不畅者，及时调整，或拔除引流管，重新穿刺置管。图 12-2 所示为侧脑室穿刺术前及术后 CT 检查结果。

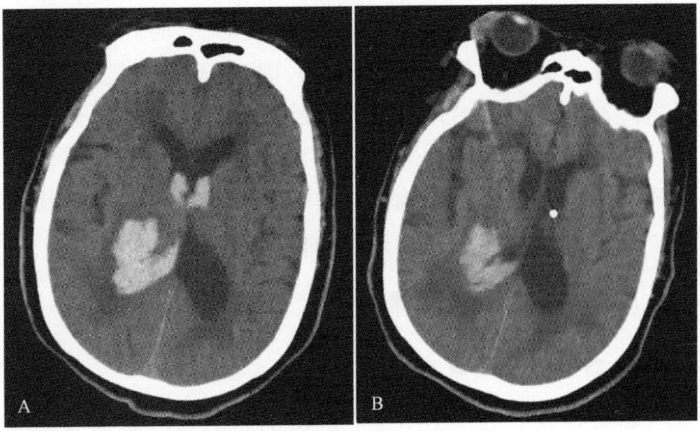

图 12-2　A. 颅内血肿破入脑室所示 CT 图像；**B.** 行侧脑室穿刺引流术后患者复查 CT

（四）并发症

1. 穿刺路径或位置不佳可造成神经功能损伤。
2. 神经系统感染。
3. 穿刺路径脑内血肿或穿刺后颅内压力下降出现硬膜下/硬膜外出血。
4. 偶发视力的急剧降低可能造成失明。

三、去骨瓣减压术

脑出血患者除外血肿本身的占位效应之外，血肿内细胞成分的崩解产物和炎性介质刺激介导的一系列炎性反应都会导致继发性脑水肿。在临床治疗颅内脑出血患者时，对于一些病情发展迅速而甘露醇药物疗效差的患者，常常需要视脑水肿的情况与颅内血肿清除术联合使用。

（一）手术适应证

对于去骨瓣减压术目前仍没有严格的手术指征，但大多数学者认为，当中线位置偏移大于 1 cm 时，或者影像学资料显示脑水肿进行性加重时，则应积极考虑去骨瓣减压术，避免由于颅内压过高导致脑疝，进而造成不可逆的神经功能损害，甚至延髓受压而出现呼吸、心跳骤停。去骨瓣减压术的目的在于增加颅内的代偿空间，降低颅内压，恢复脑血流灌注，保持侧裂区静脉通畅。

（二）具体手术步骤

1. 额颞去骨瓣减压术

患者备皮后进入手术室，麻醉满意后，气管插管。取额颞弧形大切口：通常切口可起自于耳屏前 1 cm 处，在耳廓前方向上至顶结节，继而向前，至于发际中线旁，皮瓣翻向前方。去除骨瓣，骨瓣前界至额底外侧，下界平颧弓，后界达乳突前方，同时蝶骨嵴向深部咬除，暴露蝶骨平台及颞窝。图 12-3 所示为患者行去骨瓣减压术及血肿清除术的术前及术后 CT 检查图像。术中放射状剪开硬脑膜，如需清除血肿则可实施血肿清除术（具体参见前文传统大骨瓣开颅血肿清除术和微创颅内血肿清除术），对于非功能区，浅层血肿应进行彻底清除，而对于深层血肿，清理时动作轻柔，避免对周围脑组织造成再次损害。功能区血肿则以血肿腔内减压为主。血肿清除后，可在血肿腔内留置引流管一根。由于脑肿胀，脑表面张力较高，不应强行缝合硬脑膜，可采用人工硬脑膜与自体硬脑膜间断减张缝合，或者可以采用免缝合人工硬脑膜。缝合皮下组织及皮肤后，将引流管外接外引流袋。术后应密切观察引流袋中引流液的性质及引流量，并做好记录。

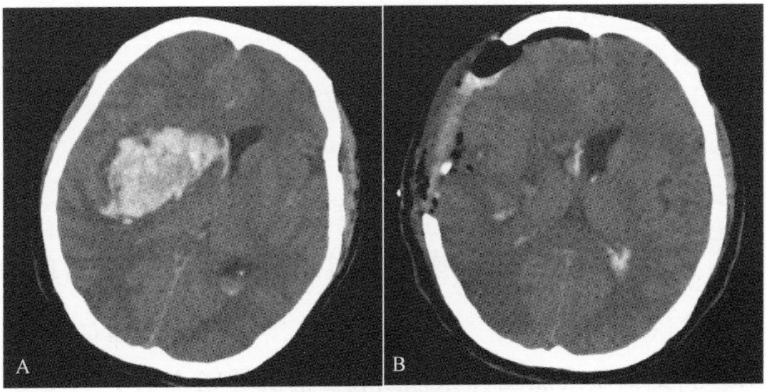

图 12-3　**A.** 颅内血肿后 CT 检查可见脑中线向左偏移；**B.** 行去骨瓣减压术及颅内血肿清除术后患者复查 CT

2. 后颅窝去骨瓣减压术

术前准备同额颞去骨瓣减压术，手术切口取枕下后正中切口，上起自枕后粗隆上方 1～1. 5 cm 处，向下到达第

2颈椎棘突水平，沿中线切入直达枕骨脊、枕骨大孔后缘及寰椎后弓，咬开枕骨，骨窗上至横窦下缘，下达枕骨大孔后缘及寰椎后弓，打开硬脑膜和硬脊膜并将其悬吊于骨缘止血。使用尖刀将小脑延髓蛛网膜挑开，放出其中血性脑脊液，减少延髓、脑桥及高段颈髓的压力，清除血肿及坏死脑组织后，根据骨窗的大小选择人工硬脑膜减张修补硬脑膜或使用免缝合人工硬脑膜，注意避免脑组织表面张力过高，逐层严密缝合肌肉、皮下组织和皮肤，防止脑脊液漏。有学者建议危重患者在后颅窝去骨瓣减压术后常规进行气管切开、呼吸机辅助呼吸和亚低温处理[10]，具有较大争议。其虽与个体化因病施治的观点冲突，但亦反映出后颅窝去骨瓣减压的患者必须密切关注其气道的通畅性及肺部感染征象。

（三）术后并发症

1. 硬膜外或者硬膜下血肿。
2. 脑组织减压窗疝。
3. 感染和硬膜下积液，切口愈合不良，脑脊液漏。
4. 脑积水。
5. 癫痫。

（四）关于去骨瓣减压术对重型高血压性脑出血的应用

目前对去骨瓣减压术的时机仍存在一些争议，其主要原因在于去骨瓣减压术对于患者的创伤较大，术后并发症较多，对于神经功能改善的研究证据有限，后期需要再次进行颅骨修补术。但目前有研究表明对于重型高血压性脑出血，单纯内科治疗效果不好，预后差，死亡率高。对于此类患者来说，抢救生命应为第一目标，而其次才是降低致残率和提高生存质量。目前对于重型高血压性脑出血的治疗，大部分学者的观点认为应在超早期进行手术，其对于降低病死率和提高生存质量有重要意义[3,11]。当前伴随着手术器械和设备的发展，大多数脑出血的外科治疗都趋向于微创化。但在一些情况如颅内出血量较大、颅内压高、水肿明显、出现明显脑疝征象及脑血流量减少时，此时颅内血肿穿刺吸引术和小骨窗颅内血肿清除术均不能很好地改善脑灌注和降低颅内压。而去骨瓣减压术由于减压充分可以使颞叶沟回疝自行复位，或者在术中通过脑压板抬起颞叶使疝出的脑组织复位，同时术中对蝶骨嵴去除塑形等措施，都降低了对大脑侧裂静脉和大脑凸面静脉的压迫。由于术中去骨瓣减压对颅内压的降低作用明确，引流管不易被肿胀脑组织挤压塌陷，且无骨质卡压，在引流的过程中不易打折，术后加强引流管护理，既能充分引流颅内血肿，也有利于及时发现再发脑出血。去骨瓣减压术在手术过程中虽然对患者的颅骨和肌肉、头皮有损伤，但对于脑组织的损伤有限，相对于挽救生命、改善预后和神经功能的角度来说，其意义不容代替，适应证应得到术者的充分考虑。

四、溶栓药物在脑出血外科治疗中的使用

（一）联合使用溶栓药物的意义

在侧脑室穿刺引流术或颅内血肿清除术实施的过程中，经常出现血肿清除不全或者血肿清除率低的情况。导致这个现象出现的主要原因是脑水肿时周围脑组织对引流管压迫、血凝块在引流管口对其造成的阻塞。血肿的持续存在或者引流不全可能会导致一系列并发症：首先，血肿的占位效应对脑组织造成持续的损害，尤其是在使用微创血肿清除术时，由于骨窗小，减压能力有限，血肿清除不

完全则无法有效降低颅内压；其次，残留的血肿或者血凝块中含有崩解的细胞成分以及炎性因子的刺激，都会导致周围脑组织发生水肿，加重颅内高压，使脑组织灌注压降低，严重时甚至可能出现脑疝而出现呼吸、心跳骤停；再次，有时血肿破入脑室时，血肿或血凝块随脑脊液进行流动，阻塞脑脊液的正常循环，形成梗阻性脑积水，继而进一步导致高颅压，尤其在处理脑室内出血时，常常由于血块阻塞引流管而无法通畅引流（图 12-4），而目前已经有相当多的临床试验和基础研究结果表明，脑室内血肿可独立并显著增加脑出血患者的致残率和致死率。因此，部分国外学者在 20 世纪 80 年代就提出在外科方法治疗脑出血时，可以联合溶栓药物在血肿腔或者脑室内使用。影像学研究结果显示颅内血肿的自发溶解通常发生在出血后的 3 周之内，而已有国外研究结果显示通过配合溶栓药物的使用，例如尿激酶或 rt-PA，加速血肿的溶解和引流会改善患者的预后。国外学者报道的单中心回顾性研究结果显示，相对于单纯血肿清除术来看，联合使用尿激酶的患者可能预后更好，同时其围术期并发症发生率并未明显增高[12]。

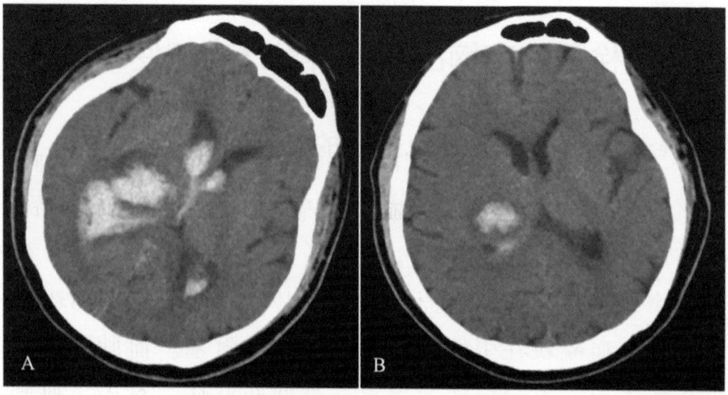

图 12-4　A. 颅内血肿破入脑室可见患者出现脑积水；**B.** 行侧脑室穿刺引流后见脑积水减轻

（二）溶栓药物的使用

1. 尿激酶

溶栓药物的使用目前争议较大，在处理颅内血肿时，溶栓药物常与CT立体定向血肿穿刺吸引术联合使用。国内勾俊龙等学者报道将尿激酶5万单位或者10万单位溶解于2 ml生理盐水或者无菌注射用水中，将其注射至血肿腔内。注射完毕后夹闭引流管2 h，后低位放开引流，每日2次直至血肿消失为止。使用溶栓药物之后应该在第1、3、5、7天复查CT[13]。而Murry等国外学者的报道中对尿激酶的用量则更为谨慎，在血肿大于25 ml时，他们建议使用的尿激酶剂量为5000单位，注射过尿激酶后6～8 h手工对血肿腔进行抽吸，抽吸时密切观察引流液的颜色和性质，抽吸过后要行头部CT检查，明确血肿量，如果血肿仍大于25 ml，则要进行下一次尿激酶注射和抽吸，直至CT检查提示血肿小于25 ml或小于初始体积的一半，尿激酶的总注射次数不应大于10次[14]。

2. 阿替普酶

阿替普酶的临床使用与尿激酶相似。国内有学者使用0.5 g剂量的阿替普酶溶解于2 ml生理盐水中，在CT立体定向血肿穿刺吸引术中，待确定穿刺针进入血肿腔之内后，将其注射到血肿腔内，夹闭引流管4 h后低位引流。在第一个24 h重复上述操作3～4次，第二个24 h重复上述操作2～3次，此期间密切观察外引流装置内引流液的性质和流量，3～5天内根据血肿的大小和患者情况决定拔除引流管，引流时间一般不超过3天[15]。

目前观察溶栓药物的选择并无严格界限，国内外也缺乏大型临床研究。Gaberel 等[12]采用大鼠作为模型，比较尿激酶和阿替普酶在颅内血肿清除术中的不同作用，其结果显示尿激酶的疗效要好于阿替普酶，同时在远期神经功能恢复上也优于阿替普酶，作者将这种差异的原因归因于阿替普酶在清除血肿或血凝块时潜在的炎性刺激和神经毒性。

（三）溶栓药物在血肿清除术中使用的并发症

1. 再出血

再出血是微创血肿清除术时联合使用溶栓药物最主要的并发症。因此，在血肿清除术后要动态复查头部 CT，及时记录引流液体的性质和引流量，检查引流管是否通畅。

2. 脑水肿

脑水肿是造成患者术后神经功能损害、脑疝甚至直接威胁患者生命的主要原因之一。溶栓药物使用后出现脑水肿的机制较为复杂，目前基础研究较少。因此，在术后应密切观察患者的生命体征，通过头部 CT 检查明确水肿的范围和程度，必要时及时应用激素和脱水药物进行治疗。

3. 颅内感染

颅内感染也是颅内血肿清除术后的常见并发症。出现颅内感染后应积极应用抗生素进行针对性治疗。

五、脑积水

（一）脑积水产生的机制

脑积水是指颅内脑脊液异常聚集导致的脑室扩大。脑室内绝大多数的脑脊液是由第四脑室的脉络丛产生，脑脊液由脑室系统循环至蛛网膜下腔，通过蛛网膜颗粒重吸收，并最终回流至静脉。因此脑脊液的异常聚集可能发生在脑脊液的产生、循环和吸收中的任何一个环节。因此，脑积水也经常被分类为交通性脑积水和非交通性脑积水。顾名思义，前者最常见的原因是脑脊液无法由脑室系统回流至蛛网膜下腔，而后者最常见的原因是脑脊液的重吸收受到影响，即脑脊液无法从蛛网膜下腔重吸收至静脉系统。

脑出血后脑积水这个概念最早在 1967 年由 Murtagh 和 Lehman 提出。脑出血后脑积水的发生与颅内血肿及其代谢产物直接相关，血肿及其代谢产物常常会占据脑室或蛛网膜下腔的空间，导致蛛网膜的循环出现困难。有时由红细胞组成的血凝快甚至会堵塞中脑导水管或者第四脑室流出通道，导致脑室结构的异常扩张。此外，血肿内大量裂解的红细胞释放出的大量血红蛋白和铁都会刺激脑室系统产生更多的脑脊液，进而导致脑积水加重[16]。

有研究表明在自发性脑出血中有 40%的患者合并有脑室出血，在这 40%的患者中，又有 51%～89%的患者最终会发展为脑积水。作为脑出血最严重的并发症之一，脑积水与远期致残率及致死率的升高直接相关。国外有研究显示脑室出血和脑积水都是患者远期预后不良的独立危险因素。然而，目前并没有任何方法能够有效预防脑出血后脑积水的发生。

（二）脑积水的外科治疗

目前治疗脑积水最常用的外科手段有侧脑室引流术、脑积水分流术、脑室镜探查术。侧脑室引流术已在前文进行了详细的讲解，此处重点讲述脑积水分流术。

1. 脑积水分流术

脑积水分流术是脑出血后脑积水最常用的外科治疗手段。具体来讲，脑积水分流术可以分为：①颅内脑积水分流术，如侧脑室-小脑延髓池分流术；②颅外脑积水分流术，如脑室-腹腔分流术、脑室-心房分流术、脑室-胸膜腔分流术、脑室-膀胱/输尿管分流术。在以上几种分流术中，以脑室-腹腔分流术最为常用，其他分流术常常是在脑室-腹腔分流术无法进行时（如患者有腹膜炎）实施。以下对脑室-腹腔分流术进行详细讲解。

脑室-腹腔分流术是把一组带单向阀门的分流装置置入体内，将脑脊液由脑室分流至腹腔由腹膜进行吸收。术前准备和穿刺点的选择与侧脑室穿刺相同，可分为额角穿刺和枕角穿刺（图 12-5）。穿刺点标记好后，头部做弧形或者马蹄形切口，暴露颅骨，在颅骨钻孔，钻孔的大小可参考储液囊。钻孔完毕后进行侧脑室穿刺，穿刺的长度约为 6 cm，尽量使分流管的前端游离在脑室内，理想的位置是分流管的前端置于额角侧脑室室间孔前方。将分流泵置于颅骨钻孔内并与骨膜缝合固定，将阀门的近端接在储液囊的出口并暂时阻断分流管。建立皮下隧道：从头部切口经耳后、颈部、胸部到达上腹部。如果隧道较长，可经 2～3 次打通。最后安装腹腔导管：导管进入腹腔后，在腹部剑突下做正中切口或旁正中切口，长约 5 cm，逐层分离皮肤和皮下组织，打开腹膜。导管在腹腔内的长度约为 10 cm。将导管置于肝膈面上，缝至肝圆韧带上；也可将导管游离于腹腔内。

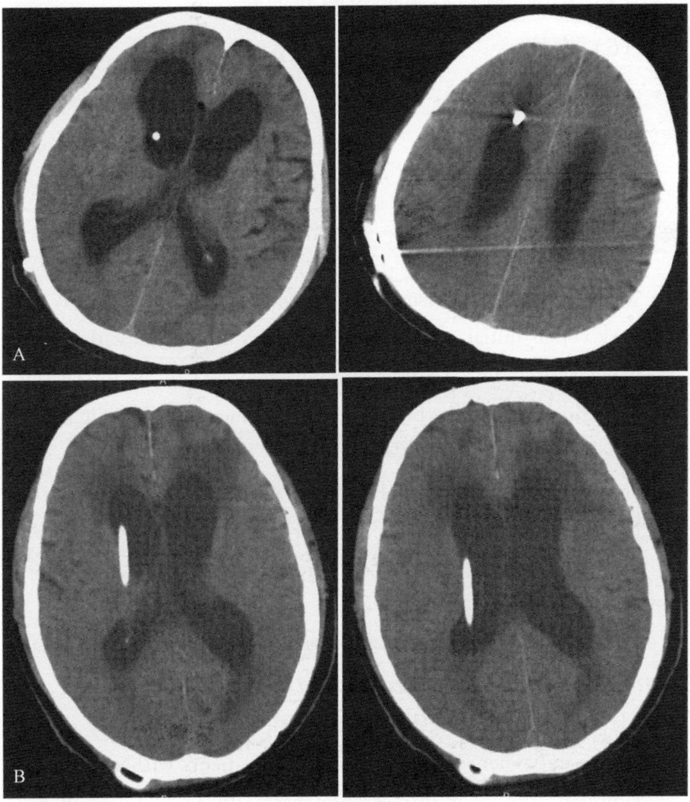

图 12-5　脑室-腹腔分流术：脑室中高密度信号为分流管。**A.** 额角穿刺；**B.** 枕角穿刺

分流术后，嘱患者平卧，待出现肠鸣音后再进食。分流术后拍摄头部正侧位和腹腔正侧位平片，明确导管位置。

2. 脑室-腹腔分流术常见的并发症

（1）感染。

（2）脑室-腹腔分流系统阻塞。

（3）分流过度。

（4）脑室-腹腔分流的腹腔并发症。

（5）癫痫。

（6）皮肤破溃。

（杨宝　马程程）

参考文献

[1] Mendelow DA，Gregson BA，Fernandes HM，et al. Early surgery versus initial conservative treatment in patients with spontaneous supratentorial intracerebral haematomas in the International Surgical Trial in Intracerebral Haemorrhage（STICH）：a randomised trial. The Lancet，2005，365（9457）：387-397.

[2] Gregson BA，Broderick JP，Auer LM，et al. Individual patient data subgroup meta-analysis of surgery for spontaneous supratentorial intracerebral hemorrhage. Stroke，2012，43（6）：1496-1504.

[3] 范学政，游潮. 国内高血压脑出血微创血肿清除手术治疗现状及趋势. 中华神经医学杂志，2017，16（9）：956-961.

[4] Mendelow DA，Gregson BA，Rowan EN，et al. Early surgery versus initial conservative treatment in patients with spontaneous supratentorial lobar intracerebral haematomas（STICH Ⅱ）：a randomised trial. The Lancet，2013，382（9890）：397-408.

[5] 赵继宗，周定标，周良辅，等. 2464 例高血压脑出血外科治疗多中心单盲研究. 中华医学杂志，2005，85（32）：2238-2242.

[6] 蒋福春. 立体定向软通道微创血肿穿刺外引流术治疗高血压脑出血 68 例临床分析. 中国现代药物应用，2014，8（1）：91-93.

[7] 孟曙庆，张洪，黎黎. 立体定向软通道颅内血肿清除术与内科保守治疗高血压性脑出血疗效的 meta 分析. 中国卒中杂志，2014（2）：106-116.

[8] Auer LM，Deinsberger W，Niederkorn K，et al. Endoscopic surgery versus medical treatment for spontaneous intracerebral

hematoma: a randomized study. Journal of neurosurgery, 1989, 70 (4): 530-535.

[9] Longatti P, Fiorindi A, Martinuzzi A. Neuroendoscopic aspiration of hematocephalus totalis: technical note. Operative Neurosurgery, 2005, 57 (suppl 4).

[10] 林其炎，何素娇，张著. 后颅窝去骨瓣减压人工脑膜成形术在原发脑干损伤中的临床应用. 现代医院，2015，15 (5): 40-41.

[11] 翟勇，夏冰. 高血压脑出血外科治疗时机及术式选择医学综述. 2008，14 (1): 110-111.

[12] Gaberel T, Montagne A, Lesept F, et al. Urokinase versus Alteplase for intraventricular hemorrhage fibrinolysis. Neuropharmacology, 2014, 85: 158-165.

[13] 勾俊龙，毛群，邢复明，等. 高血压脑出血立体定向治疗与开颅手术治疗预后对比分析. 中华神经外科杂志，2004，20 (5): 425-428.

[14] Murry KR, Rhoney DH, Coplin WM. Urokinase in the treatment of intraventricular hemorrhage. The Annals of pharmacotherapy, 1998, 32 (2): 256-258.

[15] 刘长霞，曹茂红. 阿替普酶辅助颅内血肿微创手术在中等量基底节区脑出血治疗中的临床疗效. 临床神经病学杂志，2017，01 (6): 405-409.

[16] Chen Q, Feng Z, Tan Q, et al. Post-hemorrhagic hydrocephalus: recent advances and new therapeutic insights. Journal of the Neurological Sciences, 2017, 375: 220-230.

第十三章　康复治疗

脑出血在脑卒中各亚型中发病率仅次于缺血性脑卒中，居第二位。在西方国家中，脑出血占所有脑卒中的10%～15%，在我国脑出血所占的比例更高，为18.8%～47.6%。脑出血发病凶险，病情变化快，超过70%的患者发生早期血肿扩大或累及脑室，致死和致残率高。近年来在脑出血的诊疗方面已经有所进展，美国心脏协会及美国卒中协会于2015年联合发布了最新的自发性脑出血管理指南，指出脑出血（ICH）患者需要得到多学科的康复治疗（ⅠA级推荐），患者应尽早开始康复治疗，并继续在社区环境中进行康复训练（ⅠB级推荐）[1]。

一、脑出血康复治疗和功能恢复现状

由于脑出血的发病率远低于缺血性脑卒中，而且许多研究将蛛网膜下腔出血与脑出血合并在一起进行分析，因此难以了解脑出血与缺血性脑卒中在功能恢复模式的自然过程以及遗留残疾和功能预后方面有何不同。另外，在康复治疗中使用的许多转归测量指标不够敏感，无法发现各组之间具有临床意义的差异。即使如此，仍有越来越多的证据表明脑出血患者与缺血性脑卒中患者相比会呈现略微更好和更快的功能恢复模式[1]。

一般来说，脑出血发病后最初数周内恢复相对较快，而且恢复可持续数月，约半数存活者日常生活活动需要依赖他人。然而，不同患者的恢复速度和程度存在差异，停止恢复的时间也没有固定规律。认知、情绪、动机和社会支持都会影响其恢复，而且很难区分本质性和适应性恢复。业已证实，一种利用年龄、出血量和部位、入院时意识水平以及发病前认知障碍情况进行的简易预后评分可预测 90 天的功能独立。该评分方法对于所有患者都是有效的，但对于特定功能区的出血病灶，影像学技术也有判断转归的作用[1]。

近年来，卒中康复治疗受到很大关注。部分原因是对患者个体化康复治疗以确保其恢复最佳功能的需要，部分原因是昂贵的医疗服务所带来的财政压力。有充分的证据表明，与传统的非专业卒中病房相比，高度组织化的多学科院内治疗（卒中单元）在提高存活率、改善功能恢复和患者回归家庭方面存在诸多益处，因此已努力把这种服务模式向社区推广。具体而言，早期出院支持和家庭康复方案已显示出成本效益；对于病情平稳的患者，基于家庭的康复治疗效果与传统门诊康复治疗相当。包括康复治疗服务在内的综合性卒中单元与其他模式的卒中单元相比可改善患者的临床转归[1]。

二、缺血性及出血性脑卒中的功能结果比较

当控制其他脑卒中因素后，关于缺血性脑卒中与出血性脑卒中的预后差异，目前的研究存在不同结果。Barber 等研究发现，当两组在年龄、意识水平（格拉斯哥昏迷量表评估）及功能障碍（改良 Rankin 量表评估）相匹配后，脑出血与缺血性脑卒中的死亡率相似[2]。另一项研究纳入 ICH 后前 2 天存活的患者及缺血性脑卒中患者，两组患者的年龄、意识水平（格拉斯哥昏迷量表评估）及功能障碍（改良 Rankin 量表评估）相匹配，研究发现两组患者 1 年后生存率及功能障碍没有任何差异，因此研究者得出结论

认为，脑损伤的程度，而不是卒中的类型，决定生存预后结果[2]。Andersen 等发现，与缺血性脑卒中相比，ICH 具有更高的死亡风险，且严重程度更高。此外，研究还发现脑卒中死亡风险随着生存时间逐渐降低，3 个月后脑卒中类型与死亡率无关[2]。

Paolucci 等通过匹配出血性及缺血性脑卒中患者的卒中严重程度、年龄、伤残程度、性别、发病时间及住院康复时间来评估卒中类型对康复结果的影响。在住院康复治疗患者出院时，与缺血性脑卒中患者相比，ICH 患者的功能恢复及活动状态更好。推测这种差异可能是由于 ICH 患者血肿清除后，改善了受压的脑组织，患者得到更好的神经功能恢复。该研究还发现，ICH 患者（4.7%）出现持续性尿失禁的比例较缺血性脑卒中患者（12.4%）更低，但两组患者的住院时长及出院回归家庭的比例相差不大[2]。此外一些研究表明，与缺血性脑卒中相比，ICH 患者入院康复治疗时往往存在更严重的残障，他们的运动功能评分更低，总体、认知及运动等方面的功能独立性评分（functional independence measure，FIM）更低。根据功能独立性评分和运动功能评分，在匹配两组患者入院 FIM、住院时长、年龄、卒中发病至康复治疗的时间等因素后，ICH 患者接受康复治疗后得到更大程度的功能改善[2]。

三、脑出血康复治疗的时机、强度和安全性

对所有类型脑卒中来说，康复的某些方面仍然未知。这些问题包括康复的时机、强度和剂量。这些问题在出血性脑卒中人群中更为明显，因为很少有研究对这些问题进行专门研究。由于缺少早期活动的具体指导方针，一个常见的问题是，尽早开始治疗可能会升高血压，从而导致出血和结果恶化。更为复杂的是，还没有明确的血压参数被

认为是开始治疗的安全指标。在对脑卒中护理专业人员的调查中，出血性脑卒中患者通常比缺血性脑卒中患者开始活动的时间更晚。然而，长期卧床会增加制动相关的并发症风险，包括压疮、吸入性肺炎和深静脉血栓形成。

在迄今为止唯一一项专门针对 ICH 的中国多中心大型研究中，243 名 ICH 受试者被随机分为早期康复组和标准治疗组，测试存活率和功能预后。早期康复组（48 h 内开始康复）与标准治疗组（第 7 天开始康复）接受相同强度的康复训练。在 6 个月时，接受标准治疗的患者死亡风险更高［调整后的危险比，4.44；95％可信区间（CI），1.24～15.87］。考虑到标准治疗组在第 7 天开始治疗，通常比西方国家（包括美国中心）开始治疗时间晚，本研究的可推广性尚不确定。然而，这表明患者可以从早期康复中获益。这一点得到了其他研究的支持，这些研究表明出血性脑卒中接受早期康复治疗（从脑卒中后 24 h 内开始）的患者，比接受标准康复治疗的患者其日常生活活动能力和运动功能恢复更好，而死亡率并没有增加[2]。

在另一项超早期的康复试验中，2104 名住院脑卒中受试者（258 名脑出血患者）随机接受常规治疗或超早期的康复干预。在干预组，是在卒中发作后 24 h 内开始康复，每天至少 2 次直立和离床活动。干预持续至卒中后的 14 天，或直到从急性卒中单元出院，由包括训练有素的护士在内的物理治疗小组实施。以改良 Rankin 评分＜3 分为标准，与常规治疗相比，干预组的评分更低（46％ *vs.* 50％；调整后 OR 为 0.73，$P=0.004$）。在对试验预先规定的剂量反应分析中，与延长了离床活动时间的患者相比，较早且更频繁活动的患者更有可能获得良好的结果，提示更频繁、更短的离床活动可能是脑出血康复的首选措施[2]。

在 ICARE 试验中，361 名受试者接受了三种治疗方式中的一种：加速技能获得治疗、剂量当量职业治疗或仅监测的职业治疗，三组的运动结果无明显差异。12％的受试者（n＝43）在三种干预中有相同出血量。到目前为止，还没有对此试验进行进一步的分析。

在运动经验应用卒中后试验（LEAPS）中，Duncan等对比了标准的家庭物理治疗与减重步行训练的作用，并试图提供关于康复时间的进一步答案。这项单盲试验有408名受试者，其中70名（17.2％）为出血性脑卒中患者，随机分配到3组中，即卒中后2个月开始家庭物理治疗、卒中后2个月开始减重步行训练、卒中后6个月开始减重步行训练，治疗持续12～16周。研究的主要结果是卒中后1年步行功能改善的受试者比例。大多数受试者（52％）的步行功能有所改善，但三组之间没有显著差异（早期运动组的变化为0.23 m/s，晚期运动组的变化为0.24 m/s，家庭物理治疗组的变化为0.25 m/s），所有三组的严重不良事件与次要事件相似，只是减重运动组的头晕或昏厥明显增多（$P=0.008$）。这些结果表明，减重步行训练和家庭物理治疗方案在卒中后步行功能改善方面没有差别[2]。

四、康复治疗模式

（一）卒中患者的长期护理

一篇Cochrane系统评价概述了卒中后多学科团队参与患者的护理及康复情况（表13-1）[2]。接受卒中单元护理的脑卒中患者，包括出血性脑卒中患者，具有更高的存活率和独立性，且这种潜在的益处可持续长达10年。与混合康复病房和移动卒中团队相比，卒中单元病房显现出改善患者功能结果及预后的趋势。

在一项比较不同类型卒中单元病房（急性卒中单元、康复单元、综合单元）的 meta 分析中，Chan 等研究发现，与急性卒中单元及康复单元相比，综合单元使卒中患者的住院时间缩短、死亡率降低、依赖性降低，并能有效改善患者的功能。Langhorne 等通过分析 8 项临床试验发现，同缺血性脑卒中一样，卒中单元可有效预防出血性脑卒中患者的死亡及致残[2]。

康复不仅仅局限于住院治疗。对 14 项试验的回顾分析发现，出院的卒中患者接受持续家庭康复治疗能有效改善他们的日常生活能力。其他的院外康复包括门诊诊所、过渡/长期护理医院、家庭健康护理、日间治疗项目、辅助生活设施及专业护理设施等。

表 13-1　住院患者的康复类型设置

类型	启动时间	结束时间	特点
急性、集中化	急性（数小时）	数天	高级护理人员，生命支持设备
急性、半集中化	急性（数小时）	数天	密切生理监测
综合	急性（数小时）	数天/数周	护理/康复，常规人员配备
联合传统中医医学	急性（数小时）	数天	整合传统中医医学（如针灸）的综合卒中单元
康复	延迟（数天）	数周	康复
移动卒中团队	可变	数天/数周	医疗/康复咨询
混合康复	可变	数周	混合病源，康复

（二）康复小组成员

研究表明，全面、有组织、跨学科、以团队为基础的护理是卒中患者康复的关键组成部分，它可以提高患者功能康复及独立性，同时降低死亡率。康复团队的成员多种多样，并分别承担不同的角色（表 13-2）[2]。

患者家属也成为ICH患者护理团队的重要组成部分，因为他们常常负责患者的长期护理，能有效帮助患者的功能恢复。

表 13-2 卒中康复小组成员

成员种类	描述
认证康复顾问	认证康复顾问应用咨询程序，包括职业咨询服务、案件管理、转介及服务协调，以协助残疾人在综合环境中最大限度地实现职业及生活目标；明确并解决患者的就业及心理障碍；进行职务分析、发展及安置服务
神经心理学医生	神经心理学家专注于大脑行为关系的研究，并广泛涉猎解剖学、生理学及神经病理学领域知识。他们识别并治疗认知及神经行为功能障碍，并通过各类测评监测患者的恢复情况，从而促进患者与社会的再融合
职业治疗师	职业治疗师主要满足患者生活所必需的“生活技能”。职业治疗服务包括个体化定制治疗计划以执行日常活动、全面评估家庭及工作环境并提出适应建议、表现技能的评估及干预、适应性设备的建议及培训、家庭及照料者的教育工作
康复护士	主要管理复杂的医疗问题，提供患者及护理人员的教育，并制订护理计划以维持患者最佳的健康状况。康复护士通过运用其他学科的原则及自己独特的医学专业知识（肠道、膀胱及皮肤管理），全盘着眼于满足患者的医疗、环境、精神、职业及教育需求。在所有护理环境中，康复护士担任协调员/案例管理员、协作者及辅导员。通过康复护士协会考试并且具有至少2年康复实践的护士才可以获得认证康复护士资格
物理治疗师	物理治疗师是检测并治疗影响个人活动能力的神经肌肉问题的专家。物理治疗适用于多种场合，且无年龄限制

续表

成员种类	描述
康复医师	康复医师通常会协调康复团队，进行卒中及其合并症的处理，也可以是物理治疗师（即专门从事物理医学及康复的治疗师）
娱乐治疗师	娱乐治疗师为残疾人提供治疗服务及娱乐活动，通过提高个人现有生活技能及帮助新技能的发展，促进患者活动、认知、情感及社会功能的独立。除了制订重新融入社会的出院计划外，他们还帮助患者重建社会能力，以提高整体生活质量
社会工作者	社会工作者协助个人、团体或社区恢复并提高他们的社会能力，同时创造有利于他们实现目标的社会条件。他们需要了解人类发展及行为，需要了解社会、经济及文化机构，需要了解这些因素之间的相互作用。社会工作者帮助患者预防危机，为个人、家庭及社区提供咨询以帮助其应对日常压力，并确定残障人员在社区的可用资源
言语治疗师	主要评估患者语言、吞咽及认知功能，并提供干预及咨询/教育，以解决患者的语言障碍（如失语症、言语不能、构音障碍及认知沟通障碍）。他们为所有年龄段及各种护理机构提供服务

五、早期康复评估

（一）预后评分系统

脑出血分级量表（ICH grading scale，ICH-GS）（包括年龄、初始 GCS 评分、ICH 位置、ICH 出血量）和脑室内扩张程度被用来预测 30 天内功能结果。改良急诊脑出血分级量表（mEDICH）被用来评估出院时的功能预后，它由初始 GCS 评分、ICH 出血量、国际标准化比值（INR）、出血位置等组成。原发性脑出血功能预后评分（FUNC）包括 ICH 出血量、年龄、ICH 出血位置、GCS

评分和ICH前认知障碍，它能够准确预测90天时的功能独立性。在FUNC评分低于4分的患者中，没有一例在90天时具有功能独立性，而FUNC评分11分的患者有82%在90天时具有功能独立性。对出院时不同评分方法的比较发现，mEDICH评分在预测出院时的良好功能结果方面最可靠[2]。

（二）运动和感觉功能障碍评估

脑出血后运动和感觉功能障碍主要表现为姿势控制障碍、平衡障碍、偏瘫、共济失调以及深浅感觉障碍等。这些障碍会导致身体的灵活性下降、步态异常、步速减慢、能耗增加，进一步影响活动及参与能力。早期身体结构和功能障碍的评定可通过偏瘫功能分期（Brunnstrom）、Fugl-Meyer运动功能评定、Fugl-Meyer平衡评定、Fugl-Meyer感觉评定、Fugl-Meyer关节活动度评定、改良Asworth痉挛评定量表等进行测试[3,5]。

（三）言语-语言功能评估

1. 失语症

失语症的评定，即语言交流障碍的评定，可确定患者是否存在失语症、类型及严重程度。评定内容包括：听理解、口语表达、复数、命名、阅读、书写能力等。对于受损严重的患者，可以通过手势、绘画进行评定[3]。失语症的评定包括疾病诊断和言语诊断两个部分。

（1）疾病诊断：①确定病变部位、病因，为进一步的治疗提供依据；②确定患者言语障碍的性质，并判定有无认知功能障碍；③明确失语症患者所处的病期及全面情况，以确定用失语症床边筛查还是成套的测验。

（2）言语诊断：是通过失语症筛查做出的。它包括：①辨别言语症状；②判定失语症的性质，即弄清损害了表达、理解、复述、命名、阅读及书写等哪些环节；③确定失语症的类别；④估计损害的严重程度及预后。

2. 构音障碍

构音障碍的评估方法包括构音器官的测查和构音的测查。

（1）构音器官的测查：包括肺、喉、面部、口部肌肉、硬腭、腭咽机制、下颌反射。测查方法为，在观察安静状态下构音器官的同时，通过指示和模仿，使其做粗大运动，并分别对构音器官运动障碍的部位、形态、损伤程度、性质、运动速度、运动范围、运动的力及运动的精确性、圆滑性等进行评价。

（2）构音的测查：以普通话音为标准音，结合构音类似运动对患者的言语水平及其异常的运动障碍进行系统评定，具体检查内容包括会话、单词、音节复述、文章、构音类似运动等。最后将结果进行记录和分析。

（四）吞咽功能评估

通过床旁反复吞唾液试验、洼田饮水试验进行评定。初筛阳性的患者应进一步进行临床吞咽功能评定以及吞咽功能仪器评定，如视频吞咽造影检查、纤维内镜吞咽检查。床旁筛查仅可以确定患者是否存在吞咽障碍，但不能评定患者经口进食的能力。建议筛查阳性患者，应进一步精确评定障碍的性质及程度，分析结果，制订细致具体的康复管理策略，且在进一步检查前应禁止经口进食[4]。

（五）认知功能评估

认知功能评定是在患者的意识处于清醒状态的前提下，用简易精神状态检查表（Mini-Mental State Examination，MMSE）和蒙特利尔认知评估量表，判断患者是否存在认知障碍[3]。

六、早期康复治疗

（一）运动感觉治疗

脑出血急性期卧床患者应进行良肢位摆放、保持关节活动度训练、床上体位转移、肌力训练、躯干控制能力训练，这些治疗技术可以减少卧床患者的并发症，加快患者的康复速度。急性期患者进行离床训练时需进行体位转移、站立和步行能力训练及平衡功能训练，这能够有效提高患者的移动能力和日常生活能力。对于感觉障碍患者进行早期感觉训练有助于患者感觉和运动功能的改善，包括冰热刺激干预、镜像疗法、间歇充气加压泵、多感觉促进法等[3,5]。

（二）言语治疗

早期每天进行强化言语训练能显著改善言语功能，且功能改善能持续至少 6 个月。对于失语症患者，早期可针对患者的听、说、读、写、复述等障碍制订个体化的康复训练方案，如简单指令训练、口颜面肌肉发音模仿训练、命名、阅读、书写及复述训练等。训练内容应循序渐进，先以提高患者的听理解能力开始，随着理解能力的改善，再将重点转移至口语训练，应用适当难度的听觉、感觉刺激任务引发患者的反应。口语理解严重障碍的患者可以试用文字阅读、图片识别、书写或交流板进行交流。待患者病情进一步稳定，应前往康复治疗室进行系统的言语功能障碍的治疗[3,5]。

（三）吞咽治疗

吞咽障碍的治疗包括患者营养给予方式的管理及促进

吞咽功能恢复的治疗。对于可以经口进食的吞咽障碍患者应通过一定的方式代偿口咽功能，改善食团摄入，包括改变食物性状（如选择软糯爽滑的流质饮食）、调整一口进食量（推荐的一口进食量为5～20 ml）、改变吞咽姿势等方式促进食物更好地摄入，避免误吸。对不能经口维持足够的营养和水分的患者，应考虑经鼻胃管肠内营养。有胃食道反流和误吸风险的患者，可使用鼻肠管进行肠内营养、经皮内镜胃造瘘术给予胃空肠喂养或全肠道外营养等[3-5]。

促进吞咽功能恢复的综合治疗可以改善卒中患者的吞咽障碍，并促进其恢复正常的饮食功能。这种综合治疗包括口腔感觉训练、口腔运动训练、气道保护方法训练、低频电刺激治疗、表面肌电生物反馈治疗、神经调控技术、食管扩张术及针灸治疗等[3]。

（四）认知功能治疗

传统人工认知训练的方法是一对一模式，主要依靠各种卡片等简单工具进行，如采用猜测游戏、删除作业、数目顺序进行注意力训练，视扫描训练、忽略侧肢体的作业活动、交叉促进训练进行单侧忽略训练，联想法、背诵法进行记忆障碍训练。

随着科技的发展，计算机衍生出的辅助训练系统、虚拟认知技术、远程康复已成为认知康复训练的重要内容，其通过丰富的听、视觉刺激相结合进行声像模拟及游戏训练，针对患者多方面的认知障碍进行直观训练，提高了患者的治疗兴趣和依从性[3,5]。

七、脑出血并发症的防治

对于那些在ICH急性期幸存的患者，有各种各样的卒中后并发症，对病情恢复和功能康复有着重要的影响。这里将介绍各种针对 ICH 并发症的防治措施，以及它们如何影响患者的长期预后。表 13-3 总结了常见的 ICH 后遗症以及可能的非药物治疗[2]。

表 13-3　ICH 常见后遗症及非药物治疗方案

ICH 常见后遗症	推荐的治疗方案
偏瘫	物理治疗及作业治疗（强制治疗、镜像治疗） 功能性电刺激 专业仪器治疗
痉挛	每日牵伸 物理疗法 夹板疗法
癫痫发作	如果既往无癫痫病史，不建议预防性使用抗癫痫药物
吞咽困难/误吸	运动/吞咽康复 姿势及行为补偿策略 食物的质地/稠度 营养咨询 鼻胃管/胃造口术、空肠造口术
神经源性膀胱	行为技巧：定时排尿，手动操作，液体限制，物理治疗 留置导尿、间歇导尿术 外科手术 考虑尿动力学检查以进一步评估膀胱功能
神经源性直肠	腹部按摩 手动疏散 厕所转移培训 浴室设备（床旁便桶） 定时如厕
跌倒	运动、平衡、认知和安全培训、监督 辅助设备（视觉辅助设备） 环境危害消除 防治骨质疏松症以预防骨折

续表

ICH 常见后遗症	推荐的治疗方案
精神问题： 抑郁、焦虑、 情感主义、 社交困难	电休克疗法 同行支持 娱乐疗法 心理疗法（咨询、认知行为治疗、动机式访谈） 家庭咨询
性功能障碍	物理治疗 机械装置、咨询/心理治疗
偏瘫性肩痛	物理疗法 按摩 支撑装置（吊索、臂板） 电刺激
其他引起卒中后疼痛的原因：复杂的局部疼痛综合征、痉挛性相关疼痛、神经性疼痛	神经刺激技术 经皮电刺激 针灸 脱敏疗法 冷热对比浴疗法 超声波 交感神经切除术 疼痛心理学
疲劳	睡眠呼吸暂停的治疗 心理社会治疗（教育，认知行为治疗） 物理疗法 有氧运动
视觉和视觉空间问题	视觉疗法 眼睛修补 镜疗法 棱镜
失语症	言语和语言治疗 经颅磁/电刺激
认知和注意力障碍，血管性痴呆	认知疗法 治疗抑郁症 控制血管性痴呆的相关危险因素

(一) 痉挛

众所周知，卒中患者存在上运动神经元损伤的症状，其中肌肉痉挛的概率为19%～42%。痉挛可以限制躯体活动性并引起不适，这些都可以影响卒中后的恢复、康复效果，及日常生活和活动的表现。出血性脑卒中是卒中后痉挛的预测因素。

由于ICH患者的残障程度通常高于缺血性脑卒中患者，且患者倾向于延长住院时间及推迟早期和积极的卒中后治疗，因此这些患者发生卒中后痉挛的可能性更高。目前，卒中后痉挛的康复技术已被推广，用来帮助所有卒中患者的功能恢复。用于改善卒中后痉挛的技术包括肌肉力量训练、跑步机训练、使用矫形器、口服解痉药、神经阻滞、肉毒毒素注射和巴氯芬鞘内注射治疗等。

(二) 神经精神并发症

ICH引起的卒中后情绪障碍的病因，可能与原发性损伤引起与情绪和行为相关的杏仁核和前额叶皮质等脑结构的损伤有关。受影响区域的后续炎症反应可能导致继发性损伤。更简单的解释是，它是一种个体对遭受神经破坏性损伤的心理反应，这种反应导致躯体受损，进而影响其先前的功能独立。因此，ICH的复杂性使我们难以定义卒中后精神疾病的确切机制。

卒中后抑郁（poststroke depression，PSD）是一种公认的卒中并发症，无论其类型、发生部位或严重程度如何。根据研究，它的发生率在11%～78%之间。影响PSD发生率的干扰因素有很多，如在卒中发生前就患有抑郁症，这在一般老年人中可高达16%。卒中前患有抑郁症可能影响卒中后抑郁的后续发展。最近的一项系统性综述显示，抑郁对卒中后的功能恢复有负面影响，这和PSD患者生活质量下降、生活满意度降低、康复治疗效率降低、慈善机构服务需求增加及死亡率升高有关。在卒中的急性期和长期恢复中，PSD患者参与康复的积极性与身体功能都较低。由于抑郁对卒中后有效康复的负面影响，因此确定可能发生PSD的患者，并在早期进行干预以促进卒中康复的成功很重要。

（三）痴呆

卒中后的认知障碍在全球新发痴呆中占有一定比例，约10%的患者在首次卒中后发生认知障碍，这一概率在卒中复发后增加到30%。虽然有各种研究探讨卒中后痴呆的患病率和危险因素，但只有少数涉及ICH患者。一个小规模的横断研究首次报道，ICH患者在3年内痴呆的发生率为23%。

一项对ICH患者进行的大规模前瞻性队列研究显示，除外卒中前已患有痴呆的患者病例，在1年随访中，痴呆的发病率为14%，在4年随访中为28%。与新发痴呆相关的危险因素包括浅表铁沉着、脑微出血增加和皮质萎缩增加。此外，ICH后痴呆的发病率是脑叶出血的2倍，这可能与皮质定位的ICH和脑淀粉样变性血管病（cerebral amyloid angiopathy，CAA）有关。有报道称，尽管CAA与认知功能障碍独立相关，在没有广泛的阿尔茨海默病病变的情况下，ICH后发生认知障碍的患者中超过40%存在CAA。

因此，在急性期及漫长的卒中后恢复期，卒中后痴呆都是对康复能否成功的挑战。认知功能障碍已被认为是卒中后功能恢复的一个有力预测因素。有证据表明，这些患者由于乐观情绪减少、记忆障碍和日常活动表现差而降低了恢复潜力。目前仍需要进一步研究痴呆对卒中后患者的影响，以及需要对这一患者群体的康复方法进行更多的专业指导。

八、小结

康复是出血性脑卒中患者护理的重要组成部分。尽管在预防和急性期治疗方面已经取得了进展，脑卒中患者后续也同样需要康复治疗。患者在进入医疗系统的一刻，康复就已经开始了。尽管出血性脑卒中患者比缺血性脑卒中患者有更严重的损害，但前者在正规康复后获益更多。未来的康复研究需要特别关注出血性脑卒中人群，以便更好地了解他们的护理。通过了解出血性脑卒中康复的一般趋势，结合和应用康复治疗原则，识别和处理出血性脑卒中相关的特殊康复问题，可以改善患者预后。

（巫嘉陵）

参考文献

[1] Hemphill JC 3rd，Greenberg SM，Anderson CS，et al. Guidelines for the management of spontaneous intracerebral hemorrhage：a guideline for healthcare professionals from the American Heart Association/American Stroke Association. Stroke，2015，46 (7)：2032-2060.

[2] Ishfaq MF，Goyal N，Pandhi A，et al. Prehospital and emergency department management of intracerebral hemorrhage//Ovbiagele B，Qureshi A. Intracerebral hemorrhage therapeutics. Berlin：Springe，2018：161-183.

[3] 中国脑梗死急性期康复专家共识组. 中国脑梗死急性期康复专家共识. 中华物理医学与康复杂志，2016，38：1-6.

[4] 中国吞咽障碍康复评估与治疗专家共识组. 中国吞咽障碍评估

与治疗专家共识（2017 年版）第二部分：治疗与康复管理篇. 中华物理医学与康复杂志，2018，40（1）：1-10.

[5] 中华医学会神经病学分会，中华医学会神经病学分会神经康复学组，中华医学会神经病学分会脑血管病学组. 中国脑卒中早期康复治疗指南. 中华神经科杂志，2017，50（6）：405-412.

第十四章　脑出血预后评估

脑出血（ICH）是神经内外科最常见的难治性疾病之一，30天死亡率高达20%～30%，6个月末仍有80%左右的存活患者遗留残疾，是中国居民死亡和残疾的主要原因之一[1]。因此，在脑出血急性期评估患者预后，可以帮助临床决策，具有十分重要的意义。

一、影响脑出血预后的相关因素

临床上脑出血的预后要受很多因素的影响。脑出血急性期死亡的主要原因是血肿增大，压迫脑组织移位，导致脑疝，从而危及生命。例如，幕上脑出血的血肿可导致脑组织向对侧移位变形，有些幕上迅速增大的血肿可造成下丘脑和脑干等中线结构向下移位形成中心疝，也可牵拉脑干的穿支动脉引发继发性脑干出血，影响呼吸中枢而导致患者死亡。幕下小脑大量出血可引发枕大孔疝，危及患者生命。因此，早期血肿增大是导致脑出血患者早期死亡和预后不良的主要独立危险因素。

脑出血患者的远期预后则受更多因素的影响，这些因素包括：①患者的年龄、一般状况、有无基础疾病、有无合并用药；②脑出血的病因、部位、出血量及出血速度；③脑出血患者有无昏迷及昏迷时间、有无并发症，患者的凝血状态如何；④急诊救治和处理方式，是否手术及手术方式；⑤脑出血患者的护理及后期康复等。这些因素相互交错，均会影响患者的预后评估[2]。目前影像学可以提供有关脑出血更清晰的图像，临床上也开发了诸多脑出血的预后评估量表，也有关于凝血功能等血液学指标和脑出血预后评估的相关研究。临床上在发病早期精准评估脑出血患者的预后，预测患者的病死率，并判断其远期功能恢复，仍然存在很大挑战。

需要指出的是脑出血的预后与其出血病因之间也存在很大关系，例如脑淀粉样血管病、烟雾病、血液病等均可导致脑出血。一般脑出血的预后评估研究多指临床上最常见的原发性高血性压脑出血。

二、脑出血预后的影像学评估

影像学可以准确显示脑出血的部位、形态、出血量、早期病理变化等，对疾病的治疗和预后评估具有十分重要的意义。临床上诊断脑出血的影像学检查主要包括计算机断层扫描（CT）和磁共振成像（MRI）。

（一）CT 评估

1. 出血量、出血部位、中线移位、血肿是否破入脑室等方面的评估

（1）临床一般认为基础血肿体积大小与 ICH 的近期和远期致残率呈明显正相关。因为出血量越大，血肿对附近脑组织压迫越严重，血肿机械性挤压产生的占位效应就会造成神经元损伤，临床症状及神经功能损伤程度随之更重，预后通常较差。尽管无标准化的定论，在很多临床研究中认为基础血肿＞30 ml 提示 1 个月随访的预后不良，而＜30 ml 则提示预后良好。有报道称血肿体积 60 ml 以上患者的死亡率相比 30 ml 以下者高 300 多倍[3]。

（2）脑出血部位与预后的研究结果不一。有研究认为

脑出血部位与患者预后无相关性，但也有文献表明脑干出血危险系数大，是高血压性脑出血预后不良的独立危险因素，预后通常较差。

（3）脑出血时由于血肿压迫会发生中线移位（midline shift，MLS），这会对丘脑、脑干等脑组织产生压迫，致使其位置发生变化，使得压迫的脑组织出现缺血缺氧性损伤，甚至引起脑疝、死亡。不同部位的 MLS 与预后的关系也是不同的，测量 MLS 是定量 ICH 早期占位效应的简单方法。Zazulia 等[4]发现透明隔移位比松果体移位判断 ICH 占位效应更加敏感。然而，Ropper 的研究[5]发现松果体移位（与透明隔移位相比）与患者的意识水平相关性更佳。Diringer 等[6]发现松果体移位与 ICH 的死亡率有关。另外，临床上还缺乏影响 ICH 预后的 MLS 阈值标准，最近有学者研究发病 6 h 内的脑出血患者，通过若干不同部位测量了 MLS，包括松果体、透明隔和大脑镰，采用 3 个月改良 Rankin 量表（mRS）评分作为功能预后。最终作者认为最大 MLS（不同部位的最大中线移位）是临床预后的良好独立预测因素，最大 MLS＞4 mm 是判断 ICH 患者不良预后的最佳阈值[7]。

（4）脑出血是否破入脑室。当 ICH 发生在脑室系统周边邻近区域，例如丘脑 ICH，容易并发脑室内出血。有研究发现，在症状发生后几天内脑室内出血与致死率升高和不良预后相关，并且发生血肿扩大的患者伴有脑室内出血的概率（79%）比不发生血肿扩大的患者高（49%）。出血量往往要比实际估算的多，而且会引起脑脊液循环障碍，引起脑室扩大，压迫正常脑组织，增加颅内压上升和继发脑疝的概率，与预后不良显著相关。

2. 脑出血早期血肿的形态和密度等影像学特征有助于评估患者的病情演变和预后

（1）CT 上形状不规则的血肿容易发生血肿扩大，预后不良。并且，CT平扫血肿内出现的低密度征也可以作为预测血肿扩大的一项指标。Gregoire Boulouis等学者观察分析了800多例有完整基线CT影像学资料和90天临床预后mRS评分的患者，304例（38%）有CT低密度征患者的不良预后是48%，而对照组不良预后是20%（$P<0.0001$）。除外年龄、入院时Glasgow昏迷评分、华法林应用、是否破入脑室、基线血肿体积和部位，CT的低密度征可作为脑出血预后不良的独立危险因素（OR=1.70，95%CI=1.10～2.65，$P=0.018$）[8-9]。

（2）脑出血早期（24 h内）CT血肿混杂密度征对预后评估的影响。脑出血早期的混杂密度征往往提示有继续出血倾向，预后不良。最近有学者将早期（24 h内）脑出血血肿混杂密度征分为两型：Ⅰ型和Ⅱ型。混杂密度征Ⅰ型（图14-1）符合以下条件：①在血肿高密度区域周边存在相邻的相对低密度区；②在高密度区和低密度区之间存在肉眼可以分辨的明显的边界；③两种密度血肿的CT值相差至少18 Hounsfield单位（HU）；④相对的低密度区不被高密度区包裹。混杂密度征Ⅱ型（图14-2）符合以下条件：①血肿由两种不同密度的血肿混杂而成，这两种密度是肉眼可以分辨的；②两种密度的血肿之间边界是模糊的，没有明确的边界；③两种不同密度可以相互包裹混杂；④两种密度血肿的CT值至少相差10 HU。有研究观察了275例脑出血患者，混杂密度征Ⅰ型组（47例，17.09%）再出血率4.26%，不良预后率25.53%，病死率6.38%，与传统出血组相比并无统计学差异（$P>0.05$）；混杂密度征Ⅱ型组（17例，6.18%）再出血率47.07%，不良预后率82.32%，病死率47.06%，与混杂密度征Ⅰ型组相比有统计学差异（$P<0.05$）[10]。

然而，考虑到不同时间、不同层面、基础血肿体积及检查者的诊断水平都会对血肿形态和密度的定性产生较大影响，因此临床上对 ICH 的预后评估需要对血肿形态学和密度描述的标准进行统一[10]。

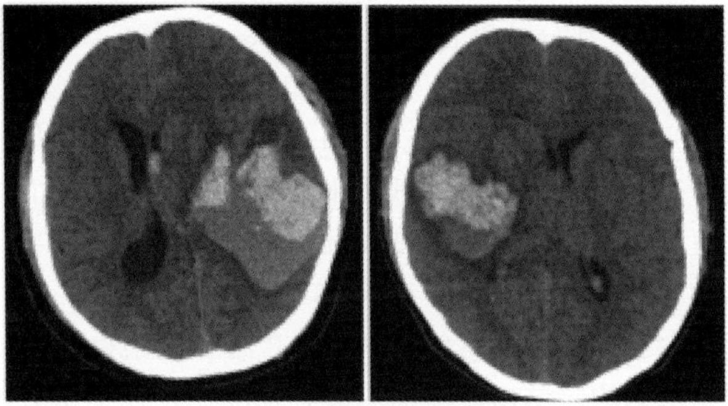

图 14-1 颅脑 CT 扫描混杂密度征Ⅰ型血肿。血肿整体由低密度血肿和高密度血肿组成，两种密度间存在清晰的边界，并且 CT 值相差至少 18 HU

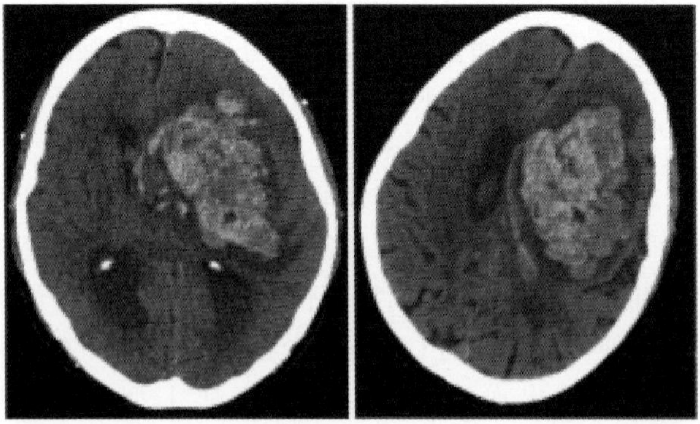

图 14-2 颅脑 CT 扫描混杂密度征Ⅱ型血肿。血肿整体由低密度血肿和高密度血肿组成，但两种密度之间没有清晰的边界（互相包裹），CT 值相差至少 10 HU

3. 颅脑 CT 增强和 CT 血管成像的特异征象有助于判断 ICH 再次出血的概率及一定程度上评估患者的预后

颅脑 CT 增强和 CT 血管成像的特异征象主要包括点

征、泄漏征和岛征等。点征的定义须符合以下 4 点：①在颅内血肿的造影剂外渗处出现≥1 个斑点样增强病灶；②周围血肿与其密度相比，CT 值衰减≥120 HU；③在颅内血肿周围，存在相邻的不连续的正常或异常血管分布；④点征存在于颅内血肿范围内。为了进一步提高点征的精确性，可对点征的数量、大小和 CT 值进行定量评价。泄漏征定义为首次 CTA 和 5 min 后延迟 CTA 相比，感兴趣区域（直径 1 cm）存在造影剂泄漏，CT 值增加 10%以上，提示血肿扩大。岛征指 CT 平扫中血肿主体周围出现多个卫星灶。

这些特异的影像学征象与血肿扩大相关。出血后早期血肿扩大被证实是患者预后不良、相关症状加重的重要独立危险因素。Leira 等研究提示脑出血后血肿扩大，会使神经功能恶化的发生率增加 4 倍，且对患者的预后产生严重不良影响。Demchuk 等研究提示脑出血患者 3 个月内的不良预后以及死亡率与患者的点征存在较强的相关性。随后 Romero 等进行了同样的研究，进一步证实点征与脑出血患者院内病死率存在明显相关性，其敏感度为 68%，特异度为 88%，阳性预测值为 61%，阴性预测值为 91%[11-12]。

4. 颅脑 CT 灌注成像对脑出血预后的评估

有学者利用颅脑 CT 灌注成像研究脑出血后血肿周围脑组织的灌注情况，以及脑血流动力学对治疗及预后的评估价值。结果发现血肿区域自内部向外周局部脑血流量（rCBF）、局部脑血容量（rCBV）及平均通过时间（MTT）参数图呈阶梯样分布，脑组织灌注程度与距血肿边缘的距离呈负相关，但血肿周围不同区域内脑组织低灌注程度并不完全一致，如果边缘区血流灌注较低，反映血肿边缘区受血肿占位效应及血液成分等的影响较为严重，持续的低灌注状态将会影响周围损伤脑组织的恢复，预示患者的神经功能恢复将会受到影响。而处于缺血半暗带的脑组织，在一定程度及时间内功能是可逆的，给予适当的干预措施，这部分受损的脑组织仍有可能恢复功能，对这部分脑组织的研究有利于指导临床治疗和预后判断[13]。

（二）MRI 评估

对 ICH 患者运动功能的转归进行精确预测一直是研究的热点。磁共振弥散张量成像（DTI）是近年来在弥散加权成像（DWI）基础上发展起来的一种新技术，是唯一可以在活体组织显示脑白质纤维束走行、方向、排列、紧密度、脊髓化等信息的手段。通过 DTI 技术可以对脑出血患者的皮质脊髓束（corticospinal tract，CST）进行各向异性分数（fractional anisotropy，FA）测定，量化继发性神经损害，了解 CST 的损害情况，从而早期评估患者的运动功能恢复情况及预后。FA 值是 DTI 最常用的定量研究参数，与髓鞘的完整性、纤维的致密性及平行性有密切关系，FA 值越大，神经传导能力越强[14]。Puig 等[15]指出急性脑卒中患者发病后 12 h，在内囊水平可以检测到 CST 的急性改变，这种改变与运动功能的预后有关。然而，根据最初的 DTI 参数来预测患者的运动功能转归是不可靠的，因为随着时间的延长，华勒变性逐渐发生，并且在卒中后数天内逐渐明显。一些研究显示，与发病后 3 天得到的 FA 值相比，脑出血后 2 周检查得到的结果更能作为长期运动功能预后的评价指标。同时，DTI 检查本身有一定的局限性，如与操作者对影像解剖的熟悉程度密切相关。另外，DTI 检查易受运动、涡流和磁敏感效应的影响，常影响结果的准确性。因此，通过 DTI 检查预测患者运动功能转归，需要严格控制影响因素，扩大样本量并进一步研究来证实[16]。

三、脑出血预后的临床量表评估

由于决定脑出血临床预后的不是单一因素，所以临床上一直试图建立简单可靠的脑出血量表，以便临床医师便捷地进行预后评估，并明确治疗决策，这对于脑出血的研究也具有重大意义。2001 年，Hemphill 等[17]在 *Stroke* 杂志首先提出原始脑出血（original ICH，oICH）评分，用其预测脑出血发病后 30 天死亡率，由于最初设计的局限性，其预测功能预后的准确性欠佳。此后出现多项研究试图创建更优秀的预后评估量表，但各个量表在研究设计的入排标准、观察指标、影像学评估方法、预后评价标准及时间点等方面缺乏统一的标准，这使得在不同量表之间进行相互验证和比较非常困难。因此迄今为止，临床上仍没有一项规范且可推广的评估量表。根据量表评估的时间可以分为评估短期预后（住院期间或发病 30 天）、中期预后（发病 3 个月）、长期预后（发病 6 个月或 1 年）三类，简单介绍如下。

（一）短期预后评分量表

1. 原始脑出血（oICH）评分

Hemphill 等对美国旧金山市 152 例 ICH 患者进行了回顾性研究，最终确定了 5 个项目变量，每个变量及其评分如下：年龄（≥80 岁为 1 分，＜80 为 0 分）、格拉斯哥昏迷量表（GCS）评分（GCS 3～4 分为 2 分，GCS 5～12 分为 1 分，GCS 13～15 分为 0 分）、血肿体积（≥30 ml 为 1 分，＜30 ml 为 0 分）、出血部位（幕下为 1 分，幕上为 0 分）及是否破入脑室（是为 1 分，否为 0 分）5 个变量，量表分值 0～6 分，其中 GCS 评分是预后最重要的影响因素，因此被赋予最高的权重。Hemphill 研究发现中等量和大量出血预后并无差异，可能是当出血位于幕上时，大量出血往往伴随 GCS 评分更低、高龄、出血破入脑室等情况，在统计学方面掩盖了血肿体积增加的作用；当出血位于幕下时，出血部位比血肿体积对预后的影响更大，所以量表仅以 30 ml 作为血肿体积的分界点并赋值。

在 Hemphill 的研究中，所有 26 例 0 分患者全部存活，而 6 例 5 分的患者全部死亡，没有 6 分的患者。随着分值的增加，无论幕上或幕下出血 30 天死亡率均随之升高，这意味着原始脑出血评分适用于所有类型的脑出血患者[17]。其后，有诸多临床研究对原始脑出血评分进行了验证，显示原始脑出血评分同样适用于欧美以外的脑出血人群。

2. 改良脑出血（modified ICH，mICH）评分

Cheung 等回顾性分析了香港 141 例 ICH 患者，观察 ICH 发病 30 天死亡率和预后良好率，预后良好定义为 mRS 评分≤2 分。量表分值为 0～6 分，包括年龄、美国国立卫生研究院卒中量表（NIHSS）、血肿体积、出血部位及是否破入脑室 5 个变量。其中 4 个变量与原始脑出血评分组成部分相同且赋值相同，不同之处在于用 NIHSS 评分取代 GCS 评分，作者认为 NIHSS 评分更能全面地反映神经功能缺损程度，特别是失语患者能够得到更完善的评价。NIHSS 评分被分为 3 级：0～10 分（0 分），11～20 分（1 分），21～40 分（2 分），既往研究显示此分级系统可反映原发神经系统损害与预后的关系。在 Cheung 等的研究中，改良脑出血（mICH）评分和原始脑出血评分均可准确预测脑出血发病 30 天死亡率，而改良脑出血评分预测功能预后的准确率更高。改良脑出血评分一方面在不同人群中对原始脑出血评分进行了外部验证，另一方面试图提升脑出血预后评估的预测准确性，尤其是针对功能预后[18]。同时，该量表主要针对亚裔人群，在欧美国家中作为脑出血预后的评价量表则应用较少。

3. 脑出血分级量表

Ruiz-Sandoval 等对墨西哥 310 例 ICH 患者进行回顾性研究后提出了脑出血分级量表（ICH grading scale，ICH-GS），期望用来预测院内死亡、30 天死亡、30 天良好预后（GCS

≥4 分）等。量表分值为 5～13 分，包括年龄、GCS 评分、血肿体积、出血部位及是否破入脑室 5 个变量。这些变量与原始脑出血评分的组成部分相同，但并不是修改原始脑出血评分得来，而是通过统计学分析独立推演出来的，详见表 14-1。脑出血分级量表（ICH-GS）与原始脑出血评分相比的主要差别在于：①对 GCS 评分、年龄进行了重新分层赋值；②根据不同的出血部位对血肿体积进行了更加细致的分层和赋值；③取消在原始脑出血评分中出现的变量赋值为 0 分的情况，并相应改为 1 分。经过改进后，脑出血分级量表评分每个分值都有相对应的患者。作者对脑出血分级量表评分和原始脑出血评分进行了比较，结果显示在预测 30 天功能预后方面两个评分效能相当，而在预测住院期间和发病 30 天死亡率方面，脑出血分级量表评分则更优秀[19]。

4. 简化脑出血评分

Chuang 等对台湾 293 例自发性脑出血患者进行前瞻性研究后提出了简化脑出血评分，主要观察脑出血患者发病 30 天死亡率。量表包含年龄、GCS 评分、血糖、高血压及是否有透析依赖病史 5 个变量，量表分值为 5～12 分，其中既往透析依赖是发病后 30 天死亡的最主要影响因素。非常有意思的是，此量表中包括了高血压、透析病史及血糖，而排除了影像学指标，分析其原因可能是慢性高血压可以导致脑血管自动调节机制受损和灌注异常，尿毒症可能导致血小板功能异常，高血糖则可能加重脑水肿和继发性脑损害；血肿形态不规则时沿用多田公式计算的血肿体积不准确，脑室出血的实际量很难计算。作者将简化脑出血评分和原始脑出血评分、脑出血分级量表评分进行了比较，结果显示简化脑出血评分表现最优秀，同时对于没有受过神经专业、影像专业培训的医师来说，简化脑出血评分使用起来更加简便[20]。

表 14-1 ICH-GS 评分赋值表

评价内容	分值
年龄（岁）	
＜45	1
45～64	2
≥65	3
入院时 GCS 评分	
13～15	1
9～12	2
8～3	3
出血部位	
幕上	1
幕下	2
血肿量（ml）*	
幕上	
＜40	1
40～70	2
＞70	3
幕下	
＜10	1
10～20	2
＞20	3
是否破入脑室	
否	0
是	1

* 血肿量的计算应用（A×B×C/2）的方法进行计算，其中 A、B、C 为计算机断层扫描（CT）测量的血肿最大长、宽和高

（二）中期预后评分量表

1. Essen 评分

Weimar 等[21]前瞻性观察了德国 340 例自发性脑出血

患者发病 120 天死亡率和 100 天功能预后，良好功能预后指标为 Barthel 指数≥95 分。量表分值为 0～10 分，包括年龄、NIHSS 评分和意识水平 3 个变量。其中意识水平作为一项独立的变量入选，其赋值参照 NIHSS 评分的分级，这与 NIHSS 总评分产生了部分重叠，但对意识障碍和行气管插管的患者预后评估更加准确。量表中没有包括血肿体积，作者分析可能是研究中测量血肿体积时未沿用多田公式，仅使用最大轴向直径估计所致。作者对 Essen 评分和原始脑出血评分、改良脑出血评分进行比较，结果显示在预测 120 天死亡率方面 3 个评分效能相当，但在预测 100 天功能预后方面 Essen 评分最为优秀。

2. FUNC 评分

FUNC 评分由 2008 年麻省总医院的 Rost 教授提出。Rost 回顾性分析了 629 例 ICH 患者，观察脑出血发病 90 天后的功能预后情况（将 GCS 评分≥4 定义为良好预后）。作者首先随机选取 2/3 的患者推演出 FUNC 评分量表，再用剩下的 1/3 患者进行量表的内部验证。FUNC 量表包括年龄、GCS 评分、血肿体积、出血部位及发病前认知功能障碍 5 个变量，量表分值为 0～11 分（表 14-2）。其中 4 个变量与原始脑出血评分的组成部分相同，但是分界点和赋值不同。FUNC 评分的主要改进体现在将年龄、血肿体积和脑出血部位进行更为细致的分层，其中血肿体积的计算没有沿用多田公式，而是应用了计算机辅助的平面计算法。另外，ICH 患者发病前存在认知障碍会影响患者康复，故将此变量纳入评分。Rost 的研究显示，FUNC 评分在推演组和验证组均能准确预测功能预后，随着 FUNG 评分分值的升高，预后良好的概率呈上升趋势。在得分≤4 分的患者中没有患者能恢复到功能自立状态，而在得分 11 分的患者中有 95%的患者 90 天恢复至功能自立状态。当将其应用到发病 90 天存活的人群时，准确性和可靠性依然得到保证，提示 FUNC 评分不受治疗决策的影响。另外，作者还发现，无论患者是否接受外科治疗，FUNC 评分预测脑出血发病 90 天功能结局的效能不变[22]。

表 14-2 FUNC 评分赋值表

评价内容	分值
血肿量（ml）	
＜30	4
30～60	2
＞60	0
年龄（岁）	
＜70	2
70～79	1
≥80	0
ICH 部位	
皮质	2
深部	1
幕下	0
GCS 评分	
≥9	2
≤8	0
ICH 前认知障碍	
否	1
是	0
总评分	0～11

（三）长期预后评分量表

1. 改良脑出血 A、B 评分

改良脑出血 A、B 评分由 Godoy 等[23]对阿根廷 153 例自发性脑出血患者进行前瞻性研究后提出，主要观察发病 30 天死亡率和 6 个月时功能预后，预后良好定义为 GCS 评分≥4 分。改良脑出血 A 评分量表分值为 0～11

分，B 评分量表分值为 0～9 分。两个改良量表都包括年龄、GCS 评分、血肿体积、脑室出血及合并症 5 个变量，其中 4 个变量与原始脑出血评分的组成部分相同，但是分界点和赋值也不同。主要的改进体现在将年龄、GCS 评分、血肿体积进行更为细致的分层，并引入其他量表评分对脑室出血严重程度、合并症情况等进一步细化。Godoy 的研究显示，改良脑出血 A、B 评分及原始脑出血评分均能准确预测发病 30 天死亡率，而且三者之间效能相当。在评估 6 个月功能预后方面，改良脑出血 A、B 评分表现更优。

2. 基底节脑出血治疗决策评分

Cho 等前瞻性观察了来自台湾的 226 例自发性基底节脑出血患者，主要研究保守治疗和内镜手术两种方法治疗基底节脑出血患者发病 6 个月死亡率、功能预后及发病 12 个月功能预后，预后良好定义为 Barthel 指数≥55 分且 GCS 评分≥4 分。量表分值为 0～5 分，包括 GCS 评分、血肿体积、是否合并脑室出血或脑积水 3 个变量。该评分与原始脑出血评分相比，区别在于将血肿体积分为≤20 ml、21～50 ml、≥51 ml 三个等级，作者解释是因为既往研究提示，当血肿体积>20 ml 可能会导致颅内压增高而需行外科手术清除血肿，当血肿体积>50 ml 外科手术干预获益最大。Cho 研究发现，脑出血发病 1 年时，评分为 0 和 1 分的患者行保守治疗预后良好的概率更高，评分为 2 分的患者行手术治疗更能改善预后，评分为 3 分和 4 分的患者行手术治疗虽可以降低死亡率，但是不能改善预后。研究同时发现，采用 Barthel 指数和 GCS 评分两种不同的方法作为良好预后的标准时可能导致结论不一致，例如 3 分和 4 分患者应用 GCS 评分时显示手术治疗可以降低死亡率，并且改善预后，但是改用 Barthel 指数时两组之间并无差异，这提示脑出血的预后评估应该标准化[24]。

3. 脑出血功能预后评分

王拥军教授团队对中国 132 个医疗中心的 3255 例脑出血患者进行了前瞻性研究，观察的主要结局是脑出血发病 1 年的功能预后，预后不良定义为 mRS 评分≥3 分。将入组患者随机分配至推演组（60%）和验证组（40%），首先推演建立了脑出血功能预后评分（ICH Functional Outcome Score，ICH-FOS），随后又进行了内部验证。量表分值为 0～16 分，包含年龄、GCS 评分、NIHSS 评分、血肿体积、出血部位、是否破入脑室、血糖 7 个变量，几乎包含了所有常见的变量，每一项都进行了细化分层，详见表 14-3。研究显示，脑出血功能预后评分在推演组及验证组均能准确预测脑出血发病 1 年的功能预后，在预测 30 天、3 个月、6 个月死亡率和功能预后及 1 年死亡率方面与其他常用评分量表相比显示出可比性或优越性。此评分量表来自目前为止样本例数最大的研究，且为连续入组患者，因此结果稳定可靠且偏倚小[25]。

表 14-3 ICH-FOS 评分赋值表

评价内容	分值
年龄	
≤59	0
60～69	1
70～79	2
≥80	4
入院时 NIHSS 评分	
0～5	0
6～10	2
11～15	3
16～20	4
≥21	5

续表

评价内容	分值
入院时 GCS 评分	
13～15	0
9～12	1
3～8	2
入院时血糖（mmol/L）	
≤11.0	0
≥11.1	1
脑出血部位	
幕上	0
幕下	1
脑出血体积（ml）	
幕上出血	
＜40	0
40～70	2
＞70	2
幕下出血	
＜10	0
10～20	2
＞20	2
是否破入脑室	
否	0
是	1

四、脑出血预后评估的血清学指标

ICH 有两个病理生理学阶段，开始是血肿扩张期，随后是脑水肿期。目前认为 ICH 在血肿扩张期后会继发一系列复杂的病理生理学级联反应，从而给患者造成更加严重的损伤，影响患者临床预后。一些特定的血清蛋白浓度升高可以作为生物学指标，来反映或者直接参与这一造成脑损伤级联反应的血脑屏障破坏、内皮细胞功能障碍、神经元或胶质细胞毒性、炎症介质释放、大脑皮质兴奋性抑制和细胞凋亡等。这一病理生理过程往往影响脑出血的预后，是临床治疗的关键。有些生物学标志物还可能是潜在的治疗靶点，或者作为未来试验或临床研究的替代终点，对这些生物学标志物的研究可以扩展ICH的管理理念、治疗决策、临床疗效以及预后评估。

（一）凝血功能指标

脑出血患者原有的凝血、抗凝及纤溶系统之间的平衡被打破，机体为了调整其凝血、抗凝、纤溶之间的平衡，会发生一系列反应，进而改变其凝血功能指标水平。凝血状态的改变会增加周围血管损伤后出血的风险，这种影响可以持续超过24 h，导致血肿体积增大，从而影响患者预后。研究发现，纤维蛋白原水平降低、D-二聚体水平升高、INR＞1.5都对血肿增大及预后不良有提示意义。

（二）炎症指标

研究发现入院时的炎症标志物，如白细胞计数升高、IL-6和C反应蛋白升高，与血肿扩大及预后不良相关。发生血肿扩大的患者血浆中IL-6、肿瘤坏死因子-α（TNF-α）、基质金属蛋白酶-9（MMP-9）的浓度比不发生血肿扩大的患者显著增高，也往往与预后不良相关。

然而，有学者回顾性观察42例ICH患者，其中12例接受外科干预，4例死亡，分析炎症标志物TNF-α、C反应蛋白（CRP）、高半胱氨酸（Hcy）、血管内皮生长因子（VEGF）与ICH预后的关系，结果发现仅低的VEGF水平与预测病死率相关，而TNF-α、CRP、Hcy以及VEGF水平均无法预测早期神经功能缺损，并与入院

GCS评分、初始血肿体积、血肿增大、ICH评分、FUNC评分、中线移位、ICU住院时长无相关性[26]。除了考虑研究样本量过小外，这也提示我们需要考虑目前炎症指标在ICH预后评估中所起的权重作用。

（三）微量元素

有学者随访1262例脑出血患者90天，不良预后定义为死亡或脑出血造成的严重功能缺损。在90天随访中，504例死亡，226例严重功能缺损，532例预后良好，结果发现不良预后组入院时血钙水平比良好预后组明显偏低[(2.41±0.23) mmol/L *vs.*（2.55±0.26）mmol/L，$P<0.001$]，不良预后组INR偏高，血肿体积较大，而活化部分凝血活酶时间（APTT）在两组间无统计学差异。COX回归分析显示入院时血钙≤2.41 mmol/L往往提示不良预后（死亡或严重功能缺损）。研究还显示入院时的血钙水平偏低与血肿体积较大、基线NIHSS评分较高相关，并且与30天死亡率和6个月时mRS评分较高相关，这些提示预后不良。尽管目前其中的机制并不清楚，推测可能与低血钙引起的凝血状态异常、血小板功能异常、高血压等有关。上述研究也提示血钙水平与凝血功能标志物以及入院时血肿体积有一定的线性相关。因此，入院时的血钙水平有可能作为判断脑出血预后的一个指标[27]。

也有学者研究发现脑出血患者入院时的血Mg水平也和预后相关，血Mg水平较高的患者往往出院时功能恢复和临床预后要好，而较低的血Mg水平与较大的初始血肿体积、血肿体积增长以及较大的最终血肿体积相关，并且，较低的血Mg水平与3个月后预后较差相关（mRS评分提高；OR 0.14，95% CI 0.03～0.64，$P=0.011$）。但是入院48 h后的血Mg水平则无相关性[28]。

另外，血压、血糖、血脂作为脑卒中临床常见危险因素也会影响到ICH患者的预后，在此不再赘述。

五、临床上对脑出血预后的整体评估

脑出血患者的临床预后评估需要全面分析患者的所有信息，包括患者的一般状况（发病状况、年龄、基础疾病，有无高血压、糖尿病、高血脂，有无吸烟、饮酒史等），并结合患者的影像学特征，如血肿大小、部位、是否破入脑室、有无血肿增大，同时分析患者凝血状态、炎症指标等，还需借助一些临床评分量表。目前没有一种预后评价方法能涵盖患者所有的信息指标，而临床上专业的神经科医师对脑出血患者的主观临床判断可以综合考虑患者的所有信息，或许更符合临床实际情况[29]。

2016年*Neurology*杂志发表了一项研究，对美国5个区域医疗中心的121例脑出血患者在入院24 h内，让各个医疗中心的多名医生和护士（包括神经科和ICU的36名主治医师、16名培训医师和76名护士）来预测3个月后的mRS评分，主观判断患者预后，然后应用脑出血评分和FUNC评分两种临床上广泛应用的脑出血预后评估量表来评估患者预后。随访3个月，得到患者真实的mRS评分。应用斯皮尔曼相关系数（spearman correlation coefficient）来分析临床医生和护士主观评估与量表评估的准确性。结果发现医生主观评估的预后结果与患者实际预后情况更加相符，相关系数的绝对值（0.75）高于脑出血评分（0.62，$P=0.057$）和FUNC评分（0.56，$P=0.01$），护士主观评估的预后结果与实际预后情况的相符性（0.72）也显示出比脑出血评分（$P=0.09$）和FUNC评分（$P=0.03$）高的趋势。单独分析由主治医生进行主观临床评估的65例脑出血患者，则医生的主观预后评估相比脑出血评分和FUNC评分的预后评估显示出更高的准确性[30]。这或许是因为临床医生在临床判断时可以综合考虑患者所有的临床信息，将所有的变量考虑在内。然而，同样是在 *Neurology* 杂志 2013 年发表的一项关于缺血性脑卒中的医生临床判断和量表预后评估的对比研究中却得出相反的结果，量表预后评估的准确性要高于医生的临床判断[31]。

不论是出血性脑卒中，还是缺血性脑卒中，在现实临床中预后评估的因素都是多元化的。而且在临床中患者的社会心理状态、精神状态、家庭状况、护理康复，以及患者对自身疾病的认识、乐观或悲观情绪，都会影响其预后，尤其是中等量脑出血的患者影响更为突出[32]。考虑到多种因素对脑出血患者预后的影响，将来人工智能算法的发展或许能为患者的预后评估提供新的方法和思路。

（吴伟）

参考文献

[1] 中华医学会神经病学分会. 中国脑出血诊治指南. 中华神经科杂志，2015，48（6）：435-444.

[2] Caplan LR. Intracerebral haemorrhage. Lancet，1992，339：656-658.

[3] Qureshi AI，Tuhrim S，Broderick JP，et al. Spontaneous intracerebral hemorrhage. N Engl J Med，2001，344：1450-1460.

[4] Zazulia AR，Diringer MN，Derdeyn CP，et al. Progression of mass effect after intracerebral hemorrhage. Stroke，1999，30（6）：1167-1173.

[5] Ropper AH. Lateral displacement of the brain and level of consciousness in patients with an acute hemispheral mass. N Engl J Med，1986，314：953-958.

[6] Diringer MN，Edwards DF，Zazulia AR. Hydrocephalus：a

previously unrecognized predictor of poor outcome from supratentorial intracerebral hemorrhage. Stroke, 1998, 29: 1352-1357.

[7] Wen-Song Yang, Qi Li, Rui Li, et al. Defining the optimal midline shift threshold to predict poor outcome in patients with supratentorial spontaneous intracerebral hemorrhage. Neurocit Care, 2018, 28 (3): 314-321.

[8] Gregoire B, Andrea M, Bart B, et al. Non-contrast CT hypodensities predict poor outcome in intracerebral hemorrhage patients. Stroke, 2016, 47 (10): 2511-2516.

[9] Li Q, Zhang G, Huang YJ. et al. Blend sign on computed tomography: novel and reliable predictor for early hematoma growth in patients with intracerebral hemorrhage. Stroke, 2015, 46 (8): 2119-2123.

[10] Weijun Wang, Ningquan Zhou, Chao Wang, et al. Early-stage estimated value of blend sign on the prognosis of patients with intracerebral hemorrhage. Bio Med Research International, 2018: 1-6.

[11] Leira R, Davalos A, Silva Y, et al. Early neurologic deterioration in intracerebral hemorrhage: predictors and associated factors. Neurology, 2004, 63 (3): 461-467.

[12] Romero JM, Brouwers HB, Lu J, et al.. Prospective validation of the computed tomographic angiography spot sign score for intracerebral hemorrhage. Stroke, 2013, 44 (11): 3097-3102.

[13] Tayal AH, Gupta R, Yonas H, et al. Quantitative perihematomal blood flow in spontaneous intracerebral hemorrhage predicts in-hospital functional outcome.. Stroke, 2007, 38 (2): 319-324.

[14] Wang DM, Li J, Liu JR, et al. Diffusion tensor imaging predicts long-term motor functional outcome in patients with acute supratentorial intracranial hemorrhage. Cerebrovasc Dis, 2012, 34: 199-205.

[15] Puig J, Blasco G, Schlaug G, et al. Diffusion tensor imaging as a prognostic biomarker for motor recovery and rehabilitation after stroke. Neuroradiology, 2017, 59 (4): 343-351.

[16] Kumar P, Kathuria P, Nair P, et al. Prediction of upper limb motor recovery after subacute ischemic stroke using diffusion tensor imaging: a systemic review and meta-analysis. Stroke, 2016, 18 (1): 50-59.

[17] Hemphill JC, Bonovich DC, Besmertis L, et al. The ICH score: a simple, reliable grading scale for intracerebral hemorrhage. Stroke, 2001, 32: 891-897.

[18] Cheung RT, Zou LY. Use of the original, modified, or new intracerebral hemorrhage score to predict mortality and morbidity after intracerebral hemorrhage. Stroke, 2003, 34: 1717-1722.

[19] Ruiz-Sandoval JL, Chiquete E, Romero-Vargas S, et al. Grading scale for prediction of outcome in primary intracerebral hemorrhages. Stroke, 2007, 38: 1641-1644.

[20] Chuang YC, Chen YM, Peng SK, et al. Risk stratification for predicting 30-day mortality of intracerebral hemorrhage. Int J Qual Health Care, 2009, 21: 441-447.

[21] Weimar C, Roth M, WilligV, et al. Development and validation of a prognostic model to predict recovery following intracerebral hemorrhage. J Neurol, 2006, 253 (6): 788-793.

[22] Rost NS, Smith EE, Chang Y, et al. Prediction of functional outcome in patients with primary intracerebral hemorrhage: the FUNC score. Stroke, 2008, 39: 2304-2309.

[23] Godoy DA, Piñero G, Di Napoli M. Predicting mortality in spontaneous intracerebral hemorrhage: can modification to original score improve the prediction? Stroke, 2006, 37 (4): 1038-1044.

[24] Cho DY, Chen CC, Lee WY, et al. A new modified intracerebral hemorrhage score for treatment decisions in basal ganglia hemorrhage-a randomized trial. Crit Care Med, 2008, 36:

2151-2156.

[25] Ruijun Ji, Haipeng Shen, Yuesong Pan, et al. A novel risk score to predict 1-year functional outcome after intracerebral hemorrhage and comparison with existing scores. Crit Care, 2013, 17: R275.

[26] Bernstein JE, Savla P, Dong F, et al. Inflammatory markers and severity of intracerebral hemorrhage. Cureus, 2018, 31 (10): e3529.

[27] Alberts MJ, Sarode R. Association between serum calcium level and the size and expansion of intracerebral hemorrhage. JAMA Neurology, 2016, 73 (11). DOI: 10.1001/jamaneurol. 2016. 3070.

[28] Goyal N, Tsivgoulis G, Malhotra K, et al. Serum magnesium levels and outcomes in patients with acute spontaneous intracerebral hemorrhage. J Am Heart Assoc, 2018, 7 (8). DOI: 10.1161/JAHA. 118. 008698.

[29] Emily JG, Kevin NS. Improving ascertainment and communication of prognosis in intracerebral hemorrhage. Gilmore and Sheth Critical Care, 2013, 17 (6): 1021-1022.

[30] Hwang DY, Dell CA, Sparks MJ, et al. Clinician judgment vs formal scales for predicting intracerebral hemorrhage outcomes. Neurology, 2016, 86 (2): 126-133.

[31] Saposnik G, Cote R, Mamdani M, et al. Accuracy of clinician vs risk score prediction of ischemic stroke outcomes. Neurology, 2013, 81: 448-455.

[32] Poon MT, Fonville AF, Al-Shahi Salman R, et al. Long-term prognosis after intracerebral haemorrhage: systematic review and meta-analysis. J Neurol Neurosurg Psychiatry, 2014, 85 (6): 660-667.

第十五章　脑出血后再发脑出血和脑梗死的预防

脑出血已经成为威胁人类健康的主要疾病之一，其具有发病率高、致残和致死率高、复发率高的特点。

脑出血后再发脑出血是患者致残和致死的主要原因之一，且在发病后 1 年内的死亡率比普通人群更高[1]。判定脑出血再发的病因对于决定患者后续治疗方案和预防措施具有重要的临床意义。

脑出血后再发脑梗死并不少见，其中大部分为无症状性脑梗死，少部分为症状性脑梗死。脑出血后再发脑梗死的机制目前尚不十分清楚，大动脉粥样硬化性狭窄基础上的血压波动是脑出血后再发脑梗死的高危因素。

一、脑出血后再发脑出血

（一）发生率和病因

Poon 等[2]的一项 meta 分析显示，脑出血后再发脑出血的年发病率约为 2%，首次脑出血后 1 年内再发脑出血的发病率为 1.8%～7.4%。再发脑出血与首发脑出血的病因不甚相同，二者不同的概率大约为 10%[3]。

最新发表在 *European Neurology* 杂志上的研究表明，脑淀粉样血管病（CAA）可能是脑出血后再发脑出血的主要病因[3]。国内关于脑出血后再发脑出血的病因学研究并不多，大多集中于高血压与脑出血及再发脑出血的关系，仅少量研究报道了大脑微出血和CAA与再发脑出血具有相关性[4-5]。在2016年欧洲卒中会议（ESC）上，Wolf等[3]对1273例脑出血后再发脑出血患者的病因进行分析，最终只有33例（2.6%）患者病因被确定，其中20例（61%）病因可能为CAA，4例（12%）为高血压，4例（12%）为血管炎，3例（9%）为抗凝治疗造成，1例（3%）为脑梗死后出血性转化，最终研究指出CAA可能是脑出血后再发脑出血的主要病因。Yeh等[6]的研究中，3785例脑出血患者中有185例再发脑出血，病因和第一次脑出血病因不同的患者有34例（18.4%），大多数病因为CAA-高血压组合或者相反。最近进行的1个单变量分析显示，播散性（至少累及4条脑沟）的表面铁沉积、脑凸面蛛网膜下腔出血和脑出血病史是早期脑出血后再发脑出血的预测因子，与CAA波士顿诊断标准中关于局灶性（累及3条或更少的脑沟）或播散性（至少累及4条脑沟）的表面铁沉积相符。目前临床上关于脑出血的病因分型大多采用Meretoja等[1]提出的SMASH-U分型，详见本书第一章内容。其中，较为常见的病因是高血压性脑出血（占所有脑出血病因的60%～81%）和脑淀粉样血管病，烟雾病也是导致脑出血的重要原因[7]。临床上还应该注意肝硬化、妊娠高血压综合征、肿瘤及抗磷脂综合征等导致脑出血的少见病因，尽可能减少不明原因脑出血的诊断。

（二）分子机制

CAA是老年人脑出血和认知功能障碍的主要原因，其典型临床表现为多发性颅内出血，主要特征为淀粉样蛋白-β（amyloid β，Aβ）沉积在脑皮质和软脑膜及小脑中小动脉血管壁，通过NADPH氧化酶产生活性氧来发挥其血管毒性作用[8]。神经病理学观察表明，超过80岁的正常衰老个体，大约50%具有CAA。Aβ沉积在血管中亦可导致血管脆性增加而致血管破裂，最终出现颅内出血的结局[9]；并且，淀粉样蛋白也具有增强局部蛋白酶、纤维蛋白溶解和抗凝血性质[10]，使局部更易发生出血且不易止血。在CAA引起的脑出血后再发脑出血中，遗传型CAA和散发型CAA的再出血比率和致死率不同，van Etten等[11]通过使用Cox回归分析，发现遗传型CAA比散发型CAA具有更高的再出血风险和长期死亡率。可见，CAA的病理特征和再出血的临床特征有着密切关联。

高血压是脑出血后再发脑出血的另一大病因。印晓鸿等[12]通过对236例高血压性脑出血患者进行基因型检测，发现载脂蛋白E（ApoE）ε4等位基因可能是高血压性脑出血发生的危险因素。Montanola等[13]通过对比CAA相关脑出血患者、高血压相关脑出血患者的基因频率，发现ApoE在CAA相关脑出血患者中频率增加，且ApoE ε4与复发性非脑叶出血有关[14]。这提示对再发脑出血患者进行基因型检测，对于从基因的角度进行病因学诊断十分重要。

（三）预防

1. 有明确病因的脑出血

临床工作中对于脑出血患者应充分考虑各方面的病因，以进行下一步的治疗及预防。继发于明确病因的脑出血，占脑出血患者的15%～20%[15]。这部分继发性脑出血患者的常见病因是血管畸形，如动静脉瘘、海绵状血管瘤、烟雾病、静脉窦血栓出血、脑胶质瘤出血、错构瘤等；此外，白血病、再生障碍性贫血、血友病、血小板减少性紫癜、肝脏疾病等引起的凝血障碍性疾病，也是继发性脑出血的病因。临床较少见的脉络丛囊尾蚴病等寄生虫病也可以引起继发性脑出血。继发性脑出血的病因十分复杂，对于脑出血患者而言，首先须排除继发性脑出血的病因，这对于预防患者再发脑出血也非常重要。

2. 高血压性脑出血的预防

虽然再发性脑出血的首要病因可能是CAA[16]，鉴于高血压在脑出血的发生和再发中占据重要地位，因此，良好的血压控制对于减少脑出血再发必不可少。

脑出血急性期，若SBP＞220 mmHg，应积极使用静脉降压药物降低血压；若SBP＞180 mmHg，可使用静脉降压药物控制血压，160/90 mmHg可作为参考的降压目标值。病情稳定的脑卒中患者，血压≥140/90 mmHg时应启动降压治疗，降压目标为＜140/90 mmHg。降压药物种类和剂量的选择，以及降压目标值应个体化考虑，具体请参见本书第七章内容。

同时，患者本身应注意避免高血压危险因素，保持良好的生活习惯，如低盐饮食、戒烟、戒酒、适度锻炼等，肥胖患者应减肥。

二、脑出血后再发脑梗死

（一）发生率和病因

脑出血后再发脑梗死的发现率低，常被临床忽视。随着磁共振弥散加权成像（DWI）的普及，临床上常发现部分脑出血患者急性期及亚急性期在DWI上出现血肿远隔部位弥散受限高信号灶，影像学上普遍认为是急性脑梗死。Grarg等[17]研究显示脑出血急性期和亚急性期DWI异常信号发生率为38%。我国学者[18]随访了155例脑出血患者，其中23.2%的患者在3年出现脑梗死。进一步分析显示，脑叶出血组再发脑梗死患者脑白质病变程度显著高于未发生脑梗死患者，非脑叶出血组再发脑梗死患者动脉狭窄程度显著高于未发生脑梗死患者，多因素Logistic

回归分析显示脑叶出血和中重度脑白质病变是脑出血后再发脑梗死的独立危险因素。

（二）发病机制

脑出血后再发脑梗死的机制目前尚不十分清楚，有些学者认为与快速降压或脑小血管病有关[19-20]，也有学者认为与患者的血管病变程度和血压波动的交互作用有关，大动脉粥样硬化性狭窄基础上的血压波动是脑出血后再发脑梗死的高危因素。因为平均动脉压降幅大于 20％时，脑血管自动调节能力受损，导致脑血流降低，重度脑白质病变和重度脑动脉狭窄患者更不易耐受这种波动。另外，脑出血后机体出现一系列应激反应，导致血压急剧增高，引发近端脑血管及远端软脑膜血管痉挛[21]。

脑出血患者入院后为了防止血肿扩大，常采取迅速的降压措施。短期内血压大幅度波动，超过了脑血管自动调节能力，脑灌注压进一步降低，以及其他机制如动脉粥样硬化不稳定斑块脱落、脑出血后易栓状态、血肿压迫及脑水肿等因素的共同参与，从而引发脑梗死。相关的大样本随机对照研究——急性脑出血强化降压试验（INTERACT-2）显示脑出血强化降压治疗未增加患者死亡率或严重不良事件发生率．但却未提高临床结局[22]。后续研究结果认为脑出血患者收缩压变异性与神经功能恶化和 3 个月不良预后显著相关，收缩压变异性越大，预后越差[23]。因此，早期通过平稳与持续地控制血压．特别是规避收缩压的峰值，可增强早期积极降压治疗措施的临床获益[17,24]。过度降压和缺血性脑卒中病史可能与脑出血后脑梗死相关。Grarg 等[17]研究认为脑出血快速降压虽可减少血肿扩大，但增加了脑梗死的发生率，因此快速降压的获益可能受到限制。

总之，脑出血后再发脑梗死可能是多种危险因素共同作用的结果。大动脉粥样硬化性血管狭窄和广泛的脑白质病变通过不同的发病机制，参与脑出血后再发脑梗死的发病过程。对于已经存在脑血管重度狭窄及重度脑白质病变的患者，快速降压可能增加缺血性脑梗死的风险。但目前急性脑出血患者的血压管理存在争议，因此应进一步针对不同血管病变、不同血压控制指标下缺血性脑损伤的发生率及功能预后情况，进行大样本随机对照研究，从而确定不同亚群最佳的血压调控方案，个体化地平稳控制血压以最大程度减少脑损伤。

（三）预防

脑出血后再发脑梗死的病因是复杂多样的，所以针对具体的脑出血患者首先应该进行全面的评估，然后才能做到精准预防，有的放矢。例如，对于已经存在脑血管严重狭窄的脑出血患者，应该个体化地平稳降压。当然，对于糖尿病、高脂血症、肥胖、吸烟等危险因素的控制，也是预防脑出血后再发脑梗死的前提。但是，对于是否应用抗血小板药物来预防脑出血后再发脑梗死，尚无定论。细分脑出血患者的不同亚群，然后做出个体化的预防策略，应是比较恰当的。

（许利刚）

参考文献

[1] Meretoja A，Strbian D，Putaala J，et al. SMASH-U：a proposal for etiologic classification of intracerebral hemorrhage. Stroke，2012，43：2592-2597.

[2] Poon MT，Fonville AF，Al-Shahi SR. Long-term prognosis after intracerebral haemorrhage：systematic review and meta-analysis. J Neurol Neurosurg Psychiatry，2014，85：660-667.

[3] Wolf ME，Alonso A，Ebert AD，et al. Etiologic and clinical characterization of patients with recurrent spontaneous intracere-

bral hemorrhage. European Neurology, 2016, 76: 295-301.
[4] 魏瑞花. 合并脑微出血的脑梗死患者再发脑出血临床分析. 中国基层医药, 2016, 23: 2304-2306.
[5] 殷小平, 张苏明, 郑美蓉, 等. 血管淀粉样变相关脑出血的初步研究. 中华医学杂志, 2005, 85: 120-121.
[6] Yeh SJ, Tang SC, Tsai LK, et al. Pathogenetical subtypes of recurrent intracerebral hemorrhage: designations by SMASH-U classification system. Stroke, 2014, 45: 2636-2642.
[7] Kang J, Huang Q, Liu Y. Advance in research on the genetic etiology of spontaneous intracerebral hemorrhage. Zhonghua Yi Xue Yi Chuan Xue Za Zhi, 2016, 33: 702-707.
[8] Park L, Zhou J, Zhou P, et al. Innate immunity receptor CD36 promotes cerebral amyloid angiopathy. Proc Natl Acad Sci USA, 2013, 110: 3089-3094.
[9] Raposo N, Planton M, Péran P, et al. Florbetapir imaging in cerebral amyloid angiopathy-related hemorrhages. Neurology, 2017, 89: 697-704.
[10] Mattila OS, Sairanen T, Laakso E, et al. Cerebral amyloid angiopathy related hemorrhage after stroke thrombolysis: case report and literature review. Neuropathology, 2015, 35: 70-74.
[11] van Etten ES, Gurol ME, van der Grond J, et al. Recurrent hemorrhage risk and mortality in hereditary and sporadic cerebral amyloid angiopathy. Neurology, 2016, 87: 1482-1487.
[12] 印晓鸿, 罗仁国, 唐晓平, 等. 载脂蛋白 E 基因和脑血管淀粉样变在高血压脑出血中的作用. 中风与神经疾病杂志, 2015, 32: 894-897.
[13] Montanola A, de Retana SF, Lopez-Rueda A, et al. ApoA1, ApoJ and ApoE plasma levels and genotype frequencies in cerebral amyloid angiopathy. Neuromolecular Med, 2016, 18: 99-108.
[14] Raffeld MR, Biffi A, Battey TW, et al. ApoE epsilon 4 and lipid levels affect risk of recurrent nonlobar intracerebral hemorrhage. Neurology, 2015, 85: 349-356.
[15] van Asch CJ, Velthuis BK, Greving JP, et al. External vali-

dation of the secondary intracerebral hemorrhage score in The Netherlands. Stroke, 2013, 44: 2904-2906.

[16] Biffi A, Anderson CD, Battey TWK, et al. Association between blood pressure control and risk of recurrent intracerebral hemorrhage. JAMA, 2015, 314: 904.

[17] Grarg RK, Liebling SM, Maas MB, et al. Blood pressure reduction, decreased diffusion on MRI, and outcomes after intracerebral hemorrhage. Stroke, 2012, 43 (1): 67-71.

[18] 张爱玲，冯来会，张道培. 脑出血后再发脑梗死与脑白质病变、脑动脉狭窄及血压波动的相关性研究. 中华神经科杂志，2016，15 (8)：819-824

[19] Auriel E, Westover MB, Bianchi MT, et al. Estimating total cerebral microinfarct burden from diffusion-weighted imaging. Stroke, 2015, 46 (8): 2129-2135.

[20] Kang DW, Hart MK, Kim Ⅲ, et al. New ischemic lesions coexisting with acute intracerebral hemorrhage. Neurology, 2012, 79 (9): 848-855.

[21] Qureshi AI, Ezzeddine MA, Nasar A, et al. Prevalence of elevated blood pressure in 563,704 adult patients with stroke presenting to the ED in the United States. Am J Emerg Med, 2007, 25 (1): 32-38.

[22] Sato S, Uehara T, Hayakawa M, et al. Intra-and extracranial atherosclerotic disease in acute spontaneous intracerebral hemorrhage. J Neurol Sci, 2013, 332 (1-2): 116-120.

[23] Tanaka E, Koga M, Kobayashi J, et al. Blood pressure variability on antihypertensive therapy in acute intracerebral hemorrhage: the Stroke Acute Management with Urgent Risk-factor Assessment and Improvement-intracerebral hemorrhage study. Stroke, 2014, 45 (8): 2275-2279.

[24] Manning L, Hilfakawa Y, Arima H, et al. Blood pressure variability and outcome after acute intracerebral haemorrhage: a post-hoc analysis of INTERACT2, a randomised controlled trial. Lancet Neurol, 2014, 13 (4): 364-373.

索　引

O

P

Q

R

S

T

W

X

Y

Z